骨科加速康复护理实践

主 编 宁 宁 陈佳丽 李玲利

科学出版社

北 京

内 容 简 介

全书分为三篇,共 17 章。第一篇主要概述加速康复外科起源、发展及内涵;第二篇围绕骨科加速康复中的营养管理、血栓防控、疼痛管理、心理护理、睡眠管理等重点环节具体介绍骨科加速康复外科围手术期护理实践;第三篇主要介绍骨科护理管理中的创新与拓展。本书结合四川大学华西医院骨科近 10 年的加速康复临床实践经验,采用通俗易懂的语言文字,向读者介绍最具临床应用价值的骨科加速康复护理知识。

本书层次清晰、内容翔实、实用性强,可作为骨科护士在加速康复临床实践中的参考用书,也可供相关领域从业人员参考。

图书在版编目(CIP)数据

骨科加速康复护理实践 / 宁宁,陈佳丽,李玲利主编. —北京:科学出版社,2022.1
ISBN 978-7-03-071410-7

Ⅰ. ①骨… Ⅱ. ①宁… ②陈… ③李… Ⅲ. ①骨疾病-康复医学-护理学 Ⅳ. ①R473.6

中国版本图书馆 CIP 数据核字(2022)第 015785 号

责任编辑:戚东桂 / 责任校对:张小霞
责任印制:赵 博 / 封面设计:龙 岩

科学出版社 出版
北京东黄城根北街 16 号
邮政编码:100717
http://www.sciencep.com
三河市骏杰印刷有限公司印刷
科学出版社发行 各地新华书店经销
*
2022 年 1 月第 一 版 开本:787×1092 1/16
2024 年 9 月第三次印刷 印张:11
字数:239 000
定价:**60.00 元**
(如有印装质量问题,我社负责调换)

《骨科加速康复护理实践》
编 写 人 员

主　编　宁　宁　陈佳丽　李玲利

副主编　侯晓玲　刘晓艳　李鹏程　刘　莉　李　晔

编　者（按姓氏汉语拼音排序）

阿　各　安晶晶　陈　旭　陈佳丽　陈善玉

段　丹　段闪闪　付海英　付勤琴　何艳萍

侯晓玲　黄　靖　李　静　李　晔　李成燕

李剑霞　李杰龙　李玲利　李鹏程　廖　刃

廖　霞　廖海英　刘　莉　刘晓艳　宁　宁

蒲兴翠　邱娅茜　屈俊宏　唐婷婷　涂　菊

王　晶　王立群　谢静颖　杨秀丽　姚　梅

尹子文　于凤梅　余　琴　曾大春　张月儿

钟尚洁　朱　娟　朱红彦　左建容

秘　书　屈俊宏　刘　莉　李杰龙

序 一

加速康复外科（enhanced recovery after surgery，ERAS）理念从最初被提出到被应用、证实、更新，经过 20 余年的发展，不断得到完善和肯定，目前已在骨科等外科领域中成熟应用。护士作为加速康复实践的主要参与者，在 ERAS 的实施中发挥着重要的作用。然而，相关研究证据表明，大多数护士仅对 ERAS 有一定了解，但是不够深入，有部分护士甚至对 ERAS 的循证医学证据有所怀疑。由于受到传统思维与理念的束缚，护士对 ERAS 的认知亟待提高。同时，在临床中也存在因护士对 ERAS 理论知识的掌握与实践之间存在差距，进而导致 ERAS 护理实践不规范等问题。尽管目前中国已陆续颁布了系列骨科加速康复相关专家共识及指南，但缺乏骨科加速康复护理专科共识或指南。而《骨科加速康复护理实践》一书正是在总结华西医院骨科加速康复护理实践宝贵经验的基础上，基于最新循证医学证据编撰而成。其内容涵盖了骨科患者围手术期营养、疼痛、血栓、心理、睡眠管理等多个方面，通过阐述具体实践流程与步骤，采取多层次、多维度、优化的围手术期护理措施，降低患者应激反应、缩短康复时间、提高诊疗效果，对骨科临床加速康复护理实践具有很强的指导性与参考价值。同时，该书也对骨科护理管理中的创新与拓展进行了介绍，让读者能了解新时期新形势下骨科护理最新发展趋势与前沿。

ERAS 是外科发展的必然趋势，也是医学发展史上的重要变革。而加速康复护理深化进展的标志正是关键技术优化与成熟实践经验的传递和丰富。希望全国骨科护理同仁迎着 ERAS 的发展浪潮，立足临床实践，积极发挥护士在保护生命、促进健康中的作用，为骨科患者提供全面的围手术期加速康复护理管理，促进骨科护理ERAS 实践向纵深发展。

中华护理学会骨科护理专业委员会主任委员

2021 年 7 月

序 二

加速康复外科是围手术期管理的新概念，起源于欧洲，始于20世纪90年代。2007年，黎介寿院士率先将此理念引进国内，后经过数十年的发展，其已在骨科、妇产科、胃肠外科等临床科室广泛应用。大量临床实践结果及循证医学证据均证实了加速康复外科的有效性与安全性。加速康复外科通过采取一系列围手术期管理措施，减少患者手术相关应激反应，降低手术并发症发生率，加速患者术后康复进程，缩短患者住院时间。这在一定程度上缓解了当前中国看病难的问题。

加速康复外科的应用是一个系统的工程，需要外科医师、护士、麻醉医师、康复师、营养师等组成的多学科团队协作与配合。在临床推进与应用中，护士往往发挥了加速康复外科的纽带作用，负责医护患三方的沟通与协调，以保障具体治疗与护理措施的执行。这就需要护士转变传统护理理念，不断学习与实践，积极探索加速康复外科理念下的护理技术创新与模式变革。

四川大学华西医院骨科于2012年开始进行关节置换术加速康复的探索与实践以来，医护一体化合作，围绕骨科围手术期管理的各个方面进行了大量的前瞻性临床研究与实践，积累了不少经验。同时其创新地将项目管理理念与加速康复外科相结合，就围手术期疼痛管理、血栓防控、营养管理、睡眠管理、心理护理、皮肤与创面管理、健康教育等方面进行完善与优化。《骨科加速康复护理实践》正是在总结四川大学华西医院加速康复护理实践经验与临床研究成果，以及参阅国内外相关文献的基础上编撰而成。相信该书的出版对医护患皆有裨益，也希望医护双方凝心聚力，携手共进，开拓创新，共创中国骨科加速康复之辉煌。

四川大学华西医院骨科主任、教授、博士生导师

周宗科

2021年7月

前　言

　　加速康复外科作为围手术期管理的新理念，不断驱动着外科临床护理技术与管理模式的创新，带动着传统外科医护工作模式的变革。四川大学华西医院骨科自2012年开展加速康复临床实践以来，就围绕围手术期管理的各个方面进行了系列研究与规范管理，同时基于国家卫生健康委员会行业科研专项《关节置换术安全性与效果评价》，建立了涵盖26家大型医院和50家推广医院的数据库。四川大学华西医院骨科作为国家卫生健康委员会加速康复外科专家委员会副组长单位、关节外科加速康复全国示范中心，医护团队紧密协作，一直致力于在全国推广加速康复外科诊疗模式。

　　在这过程中，四川大学华西医院骨科护理团队不断探索创新，将项目管理理念引入骨科加速康复中，同时在医护一体化加速康复工作模式下，基于循证医学证据，不断细化围手术期管理方案。本书正是基于四川大学华西医院骨科近10年加速康复临床实践，结合我国实际情况编撰而成。本书分为总论、骨科加速康复外科围手术期护理实践及骨科护理管理创新与拓展三部分。总论主要包括加速康复外科理念的起源与发展及其在骨科的应用与发展和给骨科护理带来的挑战与机遇等。骨科加速康复外科围手术期护理实践部分就骨科围手术期营养管理、血栓防控、皮肤与创面管理等方面进行阐述。骨科护理管理创新与拓展部分阐述了加速康复下骨科高级护理人才培养等。本书汇集了四川大学华西医院骨科众多护理专家与同仁在骨科加速康复临床工作与实践中的护理方法和成熟经验，获得四川大学华西医院多学科各位专家的指导与支持，内容涵盖了营养、麻醉、康复等多学科合作的工作模式，呈现了加速康复下骨科护理最新发展前沿，可谓是四川大学华西医院骨科加速康复相关护理实践的全面展现，对加速康复下临床护理工作具有重要借鉴意义。相信读者阅读本书后，不仅能够收获丰富的加速康复护理实践知识，提升骨科护理业务水平，更能启发加速康复护理思维，不断进取创新，促进其骨科护理理论与实践、科研水平的不断提升。

本书内容翔实丰富、贴近临床、实用性强，适合我国各级医院护理相关人员阅读。由于编写时间与编者水平有限，书中难免存在疏漏，欢迎广大读者拨冗斧正，以便再版时修正。

宁　宁

2021 年 7 月

目　录

第一篇　总　论

第二篇　骨科加速康复外科围手术期护理实践

第三篇　骨科护理管理创新与拓展

第一篇

总　论

第一章 加速康复外科理念的起源与发展

加速康复外科（enhanced recovery after surgery, ERAS）的概念是由丹麦哥本哈根大学 Douglas W. Wilmore 和 Henrik Kehlet 两位教授于 2001 年在其共同发表的《采用多模式策略改善患者术后康复》的论文中首次提出的。其核心理念为以循证医学证据为基础，采用优化围手术期的一系列处理措施，控制围手术期患者的病理生理反应，从而达到减少手术创伤和应激损害、减少患者术后并发症、促进患者早期康复、缩短住院时间及节省医疗费用的目的。

一、从快速通道外科到加速康复外科

1980 年，美国洛杉矶好撒玛利亚人医院（Los Angeles Good Samaritan Hospital）的 B. G. Krohn 教授团队发现在成功的心脏手术后，患者住院时间延长最常见的原因是非心脏疾病，故应该从整体因素考虑而不是单一的手术。B. G. Krohn 教授团队经过一系列临床研究后提出"加速复苏"的概念，并于 1990 年发表文章《心脏手术后的快速持续康复》。1994 年，美国贝斯得特医疗中心（Baystate Medical Center）的 Engelman 医疗团队提出快速通道（fast-track, FT）方案并用于描述心脏冠状动脉旁路移植术快速恢复的措施。1995 年，Henrik Kehlet 教授将快速通道方案用于结直肠外科并取得了一定的成效。同时 Henrik Kehlet 教授团队对围手术期患者的死亡率和并发症进行了一系列深入研究，发现患者围手术期死亡率与并发症不是由单因素造成的，而是由多因素造成的，而且仅仅使用单因素模式干预措施无法降低患者术后的死亡率与并发症。基于此背景，1997 年 Kehlet 教授首先系统提出了多模式外科护理（multimodel surgical care）及快速通道外科（fast-track surgery, FTS）的理念。

快速通道外科（FTS）是指通过硬膜外麻醉、微创外科技术、最佳术后疼痛控制及早期活动和术后饮食等围手术期处理，减少应激反应，降低器官功能障碍的风险，以维持生理状态，促进术后恢复，从而缩短住院时间。其最初含义为快车道、康复、早期出院，该理念致力于使患者获得最佳的治疗效果及康复体验。由于该理念科学合理地提高了患者体验及获得良好康复结局，迅速在欧洲得到推广。经过研究的深入，2001 年苏格兰医生 Ken Featon 和荷兰医生 Olle Ljungqvist 发展了 Kehlet 提出的概念，从早期出院拓展到康复的概念。2001 年欧洲成立了加速康复外科研究小组（ERAS study group），并且将 FTS 更名为 ERAS。研究小组主要发起人是 Olle Ljungqvist、Henrik Kehlet、Ken Fearon、Arthur Revhaug、Univ Tromso、Martinvon Meyenfeldt、Univ Masstricht、Cornlius dejong。他们来自荷兰、丹麦、苏格兰、挪威、瑞典，其中 Olle 教授担任小组的主席。Fearon 教授是国际著名的肿瘤营养学专家，而 Olle 教授则是欧洲肠外肠内营养学会的前主席，由此可见 ERAS 创始小组中部分专家拥有临床营养学相关背景，同时也表明 ERAS 与外科代谢及营养有着密切的关系，在实施与研究 ERAS 的过程中高度关注营养和代谢的研究及临床应用是非常重要的环节。之后，大量随机临床试验和 Meta 分析都证实了 ERAS 的优势。基于其得到的良好结果，ERAS 在国际上逐渐得到认可与快速发展。

FTS 可译为快通道外科，它的意义是指用一组措施促进患者康复，而不仅仅是手术技术方面的快速。在 FTS 这一名词提出前，有人曾称其为外科快速康复方法（fast-track rehabilitation in surgery），或是促进外科手术后康复程序（enhanced recovery after surgery, "ERAS"-program），后简称为 FTS，将其含义理解为"加速康复外科"更能表达其主要目的。

二、加速康复外科在国际上的快速发展

1999 年，美国麻醉医师协会（American Society of Anesthesiologists, ASA）重新修订了禁食禁饮实践指南，基于随机对照研究和循证医学证据，旨在缩短择期手术患者的术前禁食禁饮时间。该指南推荐术前最短禁食禁饮时间为清淡饮食 6 小时，无渣液体 2 小时，肉类、煎炸、高脂肪食物摄入需要与手术至少间隔 8 小时，推荐中要求缩短禁饮禁食时间，特别是透明液体的摄入时间。这样既能增加患者的舒适度，又不增加患者麻醉的风险。

虽然多数麻醉医生都了解，择期手术患者术前 2 小时可以饮水，但传统观念仍是术前晚 10：00 以后禁饮禁食。ERAS 研究小组针对临床方法并没有真正创新，而是抓住症结致力于改变传统观念，将行之有效的方法在临床进行推广，进而实现加速患者术后康复的目的。

经过 ERAS 研究小组的共同努力，2001 年，欧洲成立了 ERAS 合作组。2005 年，欧洲临床营养与代谢学会（European Society for Clinical Nutrition and Metabolism, ESPEN）首先提出围手术期 ERAS 的整体管理方案并发表了第一个关于 ERAS 的临床共识，即《结肠切除手术应用加速康复外科的专家共识》。2009 年，依据循证医学证据在方案中加入了直肠手术，结直肠癌 ERAS 方案成为 ERAS 目前应用的经典方案。此后，ERAS 越来越多地受到各国的关注。2010 年，欧洲第一届 ERAS 学术大会在瑞典斯德哥尔摩召开，在大会上创始专家们将 ERAS 小组更名为 ERAS 学会（ERAS society），目的是在国际范围内提升围手术期处理的质量，促进患者的快速康复；同年，第一届国际快速康复大会在英国成功举办，英国政府发布了《促进术后康复的伙伴计划》。2011 年，第一届意大利国家层面的 ERAS 研讨会在意大利的米兰召开；同年，第二届 ERAS 研讨会在瑞士举办，瑞士的多家医院受邀参与首个瑞士的 ERAS 实施方案。2012 年 10 月在法国巴黎召开了第一届世界 ERAS 年会，该年会有来自 30 多个国家和六大洲的专家代表参会。瑞士的 Demartines 教授成为首个 ERAS 实施计划的领导，而 Kehlet 教授受邀进行了首个 ERAS 专题讲座；同年，英国举行了国家层面的 ERAS 会议；第三届加拿大 ERAS 会议由 McGill ERAS 组举办，而法国外科协会 ERAS 会议则由 Slim 教授牵头举办。2012～2013 年，《世界外科杂志》和《临床营养杂志》公布了 4 个新的结直肠、胰腺外科和膀胱癌根治术的 ERAS 指南。2013 年第二个 ERAS 实施方案出台，同年 4 月由 Slim 和 Alfonsi 教授牵头召开了第一届法国 ERAS 研讨会；同年还分别在加拿大、英国、哥伦比亚举行了第三届 ERAS 培训班。2014 年 4 月，第二届世

界 ERAS 年会在西班牙瓦伦西亚召开。2014 年 10 月，在美国 TJGen 教授成立了 ERAS 协会。2015 年 5 月，在美国华盛顿召开了第三届世界 ERAS 年会，并举办了美国第一届 ERAS 学术会议。同年，胃肠外科加速康复术后麻醉实践共识声明发布。2016 年 4 月，第四届世界 ERAS 年会在葡萄牙首都里斯本召开（中国外科和麻醉科组团参加）。2017 年 5 月，第五届世界 ERAS 年会在法国里昂召开。2018 年，第六届世界 ERAS 大会在瑞典斯德哥尔摩召开；2019 年 5 月，第七届世界 ERAS 大会在英国利物浦召开。

目前，ERAS 理念被国际绝大多数外科专业广泛接受，临床意义和促进术后康复效果被系列权威文献一致肯定。近年来，相关 ERAS 指南已扩展至其他外科专业，不断更新。根据 ERAS 官方网站的介绍，迄今为止，ERAS 国际学会已经颁布了 33 部指南，从早期的结直肠手术，到目前的骨科、胃肠及妇科肿瘤等手术。

三、加速康复外科中国发展史

2007年，南京军区南京总医院黎介寿院士首次将加速康复外科（ERAS）的概念引入中国，也被称为中国 ERAS 之父。在黎介寿院士的指导下，2007 年江志伟教授团队首次在国际上发表了第一篇胃癌应用 ERAS 的临床研究文章。2007 年 2 月，黎介寿院士在《中华医学杂志》第 87 卷第 8 期专家论坛版块发表《对 Fast-track Surgery（快通道外科）内涵的认识》；2007 年 2 月，在《中华实用外科杂志》第 27 卷第 2 期专家论坛版块，江志伟教授、李宁教授、黎介寿院士共同发表了《快速康复外科的概念与临床意义》；2009～2016 年，南京军区南京总医院举办了 7 届胃肠肿瘤 ERAS 新理论学习班，黎介寿院士团队将 ERAS 理念在全国进行推广，并得到快速发展。2012 年，ERAS 的概念被写进赵玉沛院士主编的研究生教材《普通外科学》。《胃癌患者应用加速康复外科治疗的安全性及有效性研究》于 2014 年入选欧洲 ERAS 协会发表的国际第一部胃切除加速康复外科专家共识与指南，表明我国学者在胃癌 ERAS 的研究获得了国际认可。2015 年 2 月，中国第一部麻醉相关 ERAS 专家共识《促进术后康复的麻醉管理专家共识》及第一部外科医师和麻醉科医生共同参与制定的《普通外科围手术期疼痛处理专家共识》颁布。ERAS 最早在结直肠手术中应用，目前已在普通外科的其他许多疾病治疗中成功应用，包括胰十二指肠切除术等。另外，ERAS 也在多个其他外科领域应用，如泌尿外科、胸外科、骨科和妇科等。在泌尿外科领域，其已经成功用于肾切除术、根治性前列腺切除术、腔镜活体供肾切除术和肾上腺切除术等。妇科手术包括经阴道子宫切除术，以及胸外科手术包括胸腔镜肺叶切除术、主动脉瘤修复和周围血管重建等均有应用。

2015 年，全国政协委员冯丹龙女士向中国人民政治协商会议提交了提案——《实施加速康复外科理念 提升医疗服务质量》，此提案获得了国家卫生和计划生育委员会的重视与批复。2015 年 7 月 10～12 日，由中华医学会肠外肠内营养学分会与南京军区南京总医院共同主办的中国第一届 ERAS 年会暨中国 ERAS 协作组成立大会在南京召开。7 月 10 日，中国加速康复外科协作组正式成立，协作组由来自全国三甲医院的 46 名专家组成。南京军区南京总医院李宁教授担任组长，复旦大学附属中山医院秦新裕教授、西京医院赵青川教授、北京协和医院黄宇光教授、解放军总医院张宏教授、北京大学肿瘤医院季加孚教授担任副组长。该协作组是继 2010 年欧洲 ERAS 协会成立后全世界第二个加速康复外科协作组，至此中国成为全球第三个召开 ERAS 学术大会的国家。在该次大会上发布了《结直肠手术应用加速康复外科的中国专家共识》，该会议的成功召开，表明 ERAS 开始获得了外科领域的广泛关注。2015 年还发布了《促进术后康复的麻醉管理专家共识》和《肝胆胰外科术后加速康复专家共识（2015 版）》。

2016 年 1 月 28 日，国家卫生和计划生育委员会加速康复外科专家研讨会在南京军区南京总医院成功召开，以确定在全国规范化开展 ERAS。这是中国加速康复外科发展的里程碑，是加速康复外科上升至国家战略层面的标志。1 月 29 日，由中山大学附属第一医院牵头成立了华南胃肠肿瘤加速康复外科协作中心，其为全国首个加速康复外科协作中心。2016 年 2 月，国家卫生和计划生育委员会公益性行业科研专项《关节置换术安全性与效果评价》项目组和《中华骨与关节外科杂志》联合中华医学会骨科学分会关节外科学组、中国医疗保健国际交流促进会骨科分会关节外科委员会，起草并完成了《中国髋、膝关节置换术加速康复——围术期管理策略专家共识》并发表在 2016 年《中华骨与关节外科杂志》上。2016 年 3 月 12 日，中国研究型医院学会 ERAS 专业委员会在杭州成立，中国科学院院士、中华医学会外科学分会主任委员、北京协和医院院长赵玉沛担任名誉主任委员，黎介寿院士、汪忠镐院士、王学浩院士、陈孝平院士等担任顾问，浙江大学医学院附属第二医院副院长梁廷波教授当选主任委员。2016 年 4 月，在南京举办了首届胃肠癌加速康复外科与微创外科南京国际论坛。2016 年 6 月，加速康复外科专家组在《中华外科杂志》第 54 卷第 6 期发布《中国加速康复外科围手术期管理专家共识（2016）》。2016 年 10 月，《岭南结直肠外科手术麻醉的加速康复外科临床操作规范专家共识（2016 版）》颁布。2016 年 12 月，在杭州成立了国家卫计委医管中心的加速康复外科专家委员会，标志着 ERAS 项目成为国家推广的项目。

2017 年底，赵玉沛院士代表中华医学会外科学分会与 Olle 教授代表的国际加速康复外科学会在北京共同签订了双方的战略合作计划。此举表明中国 ERAS 项目从此走向国际舞台。2018 年 1 月，在中华医学会外科学分会主任委员赵玉沛院士、中华医学会麻醉学分会主任委员熊利泽教授的协作下，两大权威的专业学会首次合作发表了《加速康复外科中国专家共识及临床路径管理指南 2018 版》，首次提出 ERAS 实施的中国指南，此举标志中国 ERAS 的推广到达了一个崭新的高度。2019 年 1 月，《ERAS 理念下踝关节骨折诊疗方案优化的专家共识》在《中华骨与关节外科杂志》发表。

2019 年国家卫生健康委员会在改善医疗服务行动计划中提到加速康复外科，在试点工作方案中提到国家卫生健康委医政医管局负责试点工作的组织和管理，制定工作方案并组织实施；成立加速康复外科专家委员会骨科专家组，专家组办公室设在四川大学华西医院，此专家组负责组织试点医院审核认定和指导评估等工作。至此，我国 ERAS 项目正式进入高速发展时代。

（蒲兴翠　陈佳丽　宁　宁　李杰龙）

参 考 文 献

陈凛，陈亚进，董海龙，等，2018. 加速康复外科中国专家共识及路径管理指南（2018 版）. 中国实用外科杂志，38（1）：1-20.

何凌霄，宁宁，王雅琴，等，2014. 我国快速康复外科临床研究的文献计量学分析. 医学研究生学报，27（8）：895-896.

江志伟，李宁，2015. 结直肠手术应用加速康复外科中国专家共识（2015 版）. 中国实用外科杂志，35（8）：841-843.

江志伟，黎介寿，2012. 快速康复外科——优化的临床路径. 中华胃肠外科杂志，15（1）：12-13.

裴福兴，2017. 加速康复外科是现代骨外科发展的趋势. 中国骨与关节杂志，6（12）：881-882.

裴福兴，翁习生，2017. 现代关节置换术加速康复与围术期管理. 北京：人民卫生出版社.

沈彬，翁习生，廖刃，等，2016. 中国髋、膝关节置换术加速康复——围术期疼痛与睡眠管理专家共识. 中华骨与关节外科杂志，9（2）：91-97.

石学银，俞卫锋，2015. 促进术后康复的麻醉管理专家共识. 中华麻醉学杂志，35（2）：141-148.

孙天胜，沈建雄，刘忠军，等，2017. 中国脊柱手术加速康复——围术期管理策略专家共识. 中华骨与关节外科杂志，10（4）：271-279.

孙旭，李庭，杨明辉，等，2017. 加速康复外科的发展与在骨科的应用. 骨科临床与研究杂志，2（2）：114-116.

张树，江志伟，2015. 第一届中国加速康复外科大会会议纪要. 中华胃肠外科杂志，18（8）：790.

赵玉沛，姜洪池，2014. 普通外科学. 2 版. 北京：人民卫生出版社.

赵玉沛，李宁，杨尹默，等，2016. 中国加速康复外科围手术期管理专家共识（2016）. 中华外科杂志，54（6）：413-418.

周宗科，翁习生，曲铁兵，等，2016. 中国髋、膝关节置换术加速康复——围术期管理策略专家共识. 中华骨与关节外科杂志，9（1）：1-9.

周宗科，翁习生，向兵，等，2016. 中国髋、膝关节置换术加速康复——围术期贫血诊治专家共识. 中华骨与关节外科杂志，9（1）：10-15.

Cerantola Y，Valerio M，Persson B，et al，2013. Guidelines for perioperative care after radicalcy stectomy for bladder cancer：Enhanced Recovery After Surgery（ERAS）society recommendations. Clin Nutr，32（6）：879-887.

Feldheiser A，Aziz O，Baldini G，et al，2016. Enhanced Recovery After Surgery（ERAS）for gastrointestinal surgery，part2：consensus statement for anaesthesia practice. Acta Anaesthesiol Scand，60（3）：289-334.

Gustafsson UO，Oppelstrup H，Thorell A，et al，2016. Adherence to the ERAS protocol is associated with 5-year survival after colorectal cancer surgery：a retrospective cohort study. World J Surg，40（7）：1741-1747.

Kehlet H，1997. Multimodal approach to control postoperative pathophysiology and rehabilitation. Br J Anaesth，78（5）：606-617.

Kehlet H，Wilmore DW，2002. Multimodal strategies to improve surgical outcome. Am J Surg，183（6）：630-641.

Melloul E，Hübner M，Scott M，et al，2016. Guidelines for Perioperative Care for Liver Surgery：Enhanced Recovery After Surgery（ERAS）Society Recommendations. World J Surg，40（10）：2425-2440.

Moran CG，Wenn RT，Sikand M，et al，2005. Early mortality after hip fracture：is delay before surgery important?. J Bone Joint Surg Am，87（3）：483-489.

Mortensen K，Nilsson M，Slim K，et al，2014. Consensus guidelines for enhanced recovery after gastrectomy：Enhanced Recovery After Surgery（ERAS）Society recommendations. Br J Surg，101（10）：1209-1229.

Nelson G，Altman AD，Nick A，et al，2016. Guidelines for postoperative care in gynecologic/oncology surgery：Enhanced Recovery After Surgery（ERAS）Society recommendations-PartII. Gynecol Oncol，140（2）：323-332.

Nygren J，Thacker J，Carli F，et al，2012. Guidelines for perioperative care in elective rectal/pelvic surgery：Enhanced Recovery After Surgery（ERAS）Society recommendations. Clin Nutr，31（6）：801-816.

Pearse RM，Moreno RP，Bauer P，et al，2012. Mortality after surgery in Europe：a7day cohort study. Lancet，380（9847）：1059-1065.

Thorell A，Mac Cormick AD，Awad S，et al，2016. Guidelines for Periop-erative Care in Bariatric Surgery：Enhanced Recovery After Surgery（ERAS）Society Recommendations. World J Surg，40（9）：2065-2083.

第二章 加速康复外科在骨科的应用与发展

2007 年，南京军区南京总医院黎介寿院士首次将加速康复外科（ERAS）的概念引入中国，并将该理念进行了推广。随后，因胃肠外科开展后收到的一系列良好效果，ERAS逐渐扩展到骨科、普外科、妇科、肝胆外科、产科等领域，同时已有部分医院形成了 ERAS路径。

2009 年，长海医院骨科华莹奇等学者率先在《中华外科杂志》上报道了《快速康复外科理念在骨科的应用现状与展望》;同年江苏省苏北人民医院骨科开始将 ERAS 理念应用于膝关节外科，并于 2011 年在《齐齐哈尔医学院学报》发表《快速康复外科理念在全膝关节置换围手术期管理中的应用》一文，报道证实了 FTS 理念在全膝关节置换术围手术期处置中的应用是安全、有效的，在缩短患者住院时间的同时，并不增加围手术期并发症的发生率。四川大学华西医院骨科于 2012 年在裴福兴教授团队带领下，开始进行髋关节置换术、膝关节置换术 ERAS 的研究与临床应用。同年，北京积水潭医院将 ERAS 理念应用到创伤骨科。2015 年是中国 ERAS 快速发展的一年。2015 年 7 月，国家卫生和计划生育委员会公益性行业科研专项《关节置换术安全性与效果评价》项目组成员在上海成立关节置换术加速康复协作组，并于 2016 年发布了《中国髋、膝关节置换术加速康复——围术期管理策略专家共识》《中国髋、膝关节置换术加速康复——围术期疼痛与睡眠管理专家共识》《中国髋、膝关节置换术加速康复——围术期贫血诊治专家共识》。随后在协作组的带领与推动下，ERAS 逐渐在全国各亚专业应用。ERAS 在骨科中的应用有其独特的特点，同时在骨科不同的亚专业其特点又有不同的体现。

一、加速康复外科在我国关节外科中的应用

ERAS在骨科中的应用始于关节外科，其原因是关节外科患者的疾病诊治较规范，且其临床路径相对单一，可根据循证医学证据采取 ERAS 措施。Auyong 等学者对 ERAS 路径实施前后患者的再入院率、术后疼痛、术后功能等方面进行对比研究，发现实施 ERAS 路径下的患者再入院率大幅降低，术后疼痛反应进一步减轻，疼痛解救药物使用更少，术后功能恢复更好。ERAS 不仅在缩短患者平均住院日、加快床位周转率等方面取得了较好的成效，在改善患者主观体验、提高患者满意度方面也取得了较好成效。Jones 通过对 8 项临床研究进行系统评价后指出，接受 ERAS 的髋、膝关节置换术患者的生活质量（QOL）及满意度均比传统关节置换术患者高。

四川大学华西医院骨科医护团队对 1652 例接受 ERAS 治疗的人工关节置换术患者展开研究，研究结果显示患者住院时间、首次下床时间、术后进食时间、尿管与引流管的放置、

血栓及疼痛等方面均取得了显著的成效,患者满意度得到大幅提升。2013 年苏格兰发布了 ERAS 在人工髋、膝关节置换术中的应用指南。2016 年《中国髋、膝关节置换术加速康复——围术期管理策略专家共识》发布。由四川大学华西医院裴福兴教授与北京协和医院翁习生教授主编的中国首部加速康复外科专著《现代关节置换术加速康复与围术期管理》于 2017 年 3 月正式出版。骨科中的 ERAS 措施有别于胃肠外科,骨科主要关注禁食禁饮时间、液体管理、尿管及引流管的放置、术后制动的时间、术后输液时间和剂量、患者自控镇痛等。

二、加速康复外科在我国脊柱外科中的应用

由于脊柱疾病患者的病种复杂、手术方式多变、手术时间长、术后疼痛严重且卧床时间相对较长,脊柱领域的 ERAS 相较于关节病种开展得较晚,目前正处于发展阶段。2015 年英国皇家伯恩茅斯医院的 Thomas W.Wainwright 等学者在 *Best Practice & Research Clinical Anaesthesiology* 杂志上发表题为 *Enhanced Recovery after Surgery(ERAS)and its applicability for major spine surgery* 一文,指出目前仅有 4 篇文献报道了 ERAS 在脊柱手术患者中的应用,其中 3 篇文献报道了单一微创手术方式、疼痛管理、恶心呕吐管理及血液管理在患者加速康复中的作用,一篇文献报道使用术前宣教、早期下床、术后早期康复锻炼及出院标准建立的 ERAS 方案在退变性脊柱滑脱患者中的应用效果。这些文献虽然数量较少,但均显示了 ERAS 在脊柱疾病中的良好效果,值得推广。

2012 年陕西省荣誉军人康复医院的王小霞率先报道了 ERAS 下中年腰椎间盘突出患者在术后疼痛减轻、住院时间缩短、并发症减少等方面取得的成效。2013 年新疆昌吉州吉木萨尔县人民医院张学胜等学者报道了 ERAS 理念对腰椎间盘突出症患者的影响。以上均证实了加速康复的有效性与安全性。四川大学华西医院脊柱外科于 2015 年将这一理念应用于微创手术患者。随着 ERAS 项目在骨科的全面推开,脊柱管理小组进一步跟进该项工作,并选择了部分病种开展 ERAS 项目。为了医师更全面地了解 ERAS 的理念及具体措施,2017 年《中国脊柱手术加速康复——围术期管理策略专家共识》发布;2019 年由四川大学华西医院脊柱外科刘浩教授牵头发表了《颈椎前路手术加速康复外科实施流程专家共识》。两项专家共识就术前评估、麻醉、疼痛、饮食、营养、手术技术、术后并发症、术后康复锻炼、出院后管理等关键点形成专家意见,以期规范脊柱外科领域 ERAS 的管理,为脊柱领域 ERAS 的开展提供参考依据。

三、加速康复外科在我国创伤骨科中的应用

由于创伤骨科患者具有年龄跨度大、损伤严重、病种及病情复杂的一系列特点,创伤骨科领域 ERAS 应用较晚。就研究结果来看,ERAS 在老年髋部骨折的患者中应用较好,发展相对较快。英格兰已经有了老年髋部骨折的标准化 ERAS 处理流程。

2012 年,北京积水潭医院骨科率先将 ERAS 应用到创伤骨科领域,并取得了较好的成

效。2015年，四川大学华西医院创伤骨科将ERAS理念应用到髋部骨折等病种，该病种较传统组在疼痛缓解、缩短住院时间、降低住院费用、提高患者满意度方面均有所提升。2018年，清华大学第一附属医院北京华信医院骨科吕振邦等学者在《中华创伤骨科杂志》发表了《加速康复外科理念下老年髋部骨折围手术期管理的研究进展》；2019年白求恩公益基金会创伤骨科专业委员会、中国医疗保健国际交流促进会加速康复外科学分会创伤骨科学组在《中华骨与关节外科杂志》发表了《ERAS理念下踝关节骨折诊疗方案优化的专家共识》与《加速康复外科理念下桡骨远端骨折诊疗方案优化的专家共识》，标准化了踝关节骨折与桡骨远端骨折患者的诊疗方案。

2019年7月20日下午，北京积水潭医院创伤骨科组织多学科专家，就ERAS理念下创伤骨科九类疾病优化诊疗方案专家共识和指南进行讨论。共识讨论会现场，专家们对《骨科手术围手术期禁食禁饮管理专家共识》《加速康复外科理念下桡骨远端骨折规范化无痛闭合整复与石膏固定方案优化的专家共识》《加速康复外科理念下开放性骨折治疗优化的专家共识》《加速康复外科理念下骨盆骨折诊疗规范的专家共识》《加速康复外科理念下髋臼骨折诊疗规范的专家共识》《加速康复外科理念下老年粗隆间骨折诊疗规范的专家共识》《加速康复外科理念下跟骨关节内骨折诊疗规范专家共识》《加速康复外科理念下肱骨近端骨折诊疗规范的专家共识》《加速康复外科理念下肱骨髁间骨折诊疗规范专家共识》逐一审阅并展开讨论，并以问卷投票的方式对共识中推荐意见的推荐等级进行表决。根据各位专家的表决意见和讨论内容，北京积水潭医院创伤骨科将进一步对专家共识进行修改完善，以期为ERAS理念下创伤骨科各类疾病的优化诊疗提供指导性方案。

ERAS理念需要外科、麻醉科、营养科、康复科、护理等多学科团队的共同协作。只有不断加强学术交流与宣传，才能转变传统的医疗、护理理念，将术前充分镇痛、精准饮食管理、术中麻醉、保温、微创技术、术后早期进食、早期下床等加速康复理念不断推广落实。经过近七年的发展及《中国髋、膝关节置换术加速康复——围术期管理策略专家共识》等十余项专家共识与指南的推广应用，形成了中国特色的骨科ERAS路径。该路径极大地规范了我国骨科手术操作与围手术期管理，使我国骨科加速康复管理得到巨大提升，逐步达到"无血、无痛、无应激、无风险"和"无栓、无感、无肿、无管、无吐、无带""十无"的质量顶峰境界，减少患者痛苦与手术费用，促进了患者早期康复治疗。

伴随在全国范围内陆续成立了ERAS相关的专业委员会、白求恩·骨科加速康复联盟、加速康复外科示范基地等，学会、协会等组织进一步推动了中国ERAS事业的蓬勃发展。四川大学华西医院骨科作为四川大学华西医院寻求新型医疗发展的试验田、发源地，首先发起了加速康复理念的推广，四川大学华西医院成为中国骨科加速康复的代表医院。相信通过全国骨科医护同仁不断地努力，ERAS一定会惠及更多的患者，取得更好的成效。

（蒲兴翠　陈佳丽　宁　宁）

参 考 文 献

白求恩·骨科加速康复联盟，白求恩公益基金会创伤骨科专业委员会，白求恩公益基金会关节外科专业委员会，等，2019. 加速康复外科理念下骨盆骨折诊疗规范的专家共识. 中华创伤骨科杂志，21（12）：1013-1023.

白求恩·骨科加速康复联盟，白求恩公益基金会创伤骨科专业委员会，白求恩公益基金会关节外科专业委员会，等，2019. 骨科手术围手术期禁食禁饮管理指南. 中华创伤骨科杂志，21（10）：829-834.

白求恩公益基金会创伤骨科专业委员会，中国医疗保健国际交流促进会加速康复外科学分会创伤骨科学组，2019. 加速康复外科理念下桡骨远端骨折诊疗方案优化的专家共识. 中华创伤骨科杂志，21（2）：93-101.

常志泳，包倪荣，赵建宁，等，2013. 加速康复外科理论在高龄股骨颈骨折围手术期的初步应用. 中国矫形外科杂志，21（2）：123-126.

丁琛，洪瑛，王贝宇，等，2019. 颈椎前路手术加速康复外科实施流程专家共识. 中华骨与关节外科杂志，12（7）：486-497.

黎介寿，江志伟，2015. 加速康复外科的临床意义不仅仅是缩短住院日. 中华消化外科杂志，14（1）：22-24.

李庭，米萌，刘洪波，等，2020. 加速康复外科理念下桡骨远端骨折规范化无痛闭合整复与石膏固定方案优化的专家共识. 中华骨与关节外科杂志，13（3）：177-182.

李庭，孙志坚，陈辰，等，2019. 加速康复外科理念下肱骨髁间骨折诊疗规范专家共识. 中华骨与关节外科杂志，12（10）：737-746.

刘恒旸，乔继红，王华锋，等，2011. 快速康复外科理念在全膝关节置换围手术期管理中的应用. 齐齐哈尔医学院学报，32（20）：3374-3376.

吕振邦，李庭，吴新宝，2018. 加速康复外科理念下老年髋部骨折围手术期管理的研究进展. 中华创伤骨科杂志，20（5）：451-455.

裴福兴，2017. 加速康复外科是现代骨外科发展的趋势. 中国骨与关节杂志，6（12）：881-882.

裴福兴，翁习生，2017. 现代关节置换术加速康复与围术期管理. 北京：人民卫生出版社.

沈彬，翁习生，廖刃，等，2016. 中国髋、膝关节置换术加速康复——围术期疼痛与睡眠管理专家共识. 中华骨与关节外科杂志，9（2）：91-97.

王金辉，李庭，孙志坚，等，2020. 加速康复外科理念下跟骨关节内骨折诊疗规范专家共识. 中华骨与关节外科杂志，13（2）：97-108.

张学胜，韩宝生，2013. 快速康复外科理念对腰椎间盘突出症患者的影响. 医药论坛杂志，34（1）：27-29.

周非非，韩彬，刘楠，等，2019. 颈椎后路手术加速康复外科实施流程专家共识. 中华骨与关节外科杂志，12（7）：498-508.

周宗科，翁习生，曲铁兵，等，2016. 中国髋、膝关节置换术加速康复——围术期管理策略专家共识. 中华骨与关节外科杂志，9（1）：1-9.

周宗科，翁习生，向兵，等，2016. 中国髋、膝关节置换术加速康复——围术期贫血诊治专家共识. 中华骨与关节外科杂志，9（1）：10-15.

Auyong DB, Allen CJ, Pahang JA, et al, 2015. Reduced Length of Hospitalization in Primary Total Knee Arthroplasty Patients Using an Updated Enhanced Recovery After Orthopedic Surgery（ERAS）Pathway. J Arthroplasty，30：1705-1709.

Jones EL, Wainwright TW, Foster JD, et al, 2014. A systematic review of patient reported outcomes and patient experience in enhanced recovery after orthopaedic surgery. Ann R Coll Surg Engl，96（2）：89-94.

Wainwright TW, Immins T, Middleton R, 2016. Enhanced recovery after surgery（ERAS）and its applicability for major spine surgery. Best practice & research. Best Pract Res Clin Anaesthesiol，30（1）：91-102.

第三章　护理在加速康复中的角色与内涵

加速康复外科是在多学科协调合作的基础上，以循证为原则，采取一系列改良、优化和组合的围手术期处理措施，减少围手术期应激反应和并发症，加速患者术后康复。骨科 ERAS 的开展与实施，是一个涉及骨科医生、护士、康复师、营养师、手术室人员、麻醉师等多学科协作的过程，需要相关人员密切合作与配合。在现代护理中，护士的角色主要有临床实践者、沟通协调者、康复促进者、教育咨询者、代言人及保护者等。但伴随加速康复在临床的不断深入与推进，护士在加速康复护理实践中发挥着越来越重要的作用，护士的职责范围得到不断扩大及延伸。

一、护理在加速康复中的角色

（一）医疗资源整合的促进者

随着经济水平的快速发展与居民收入水平的不断提高，广大民众越来越重视健康，对医疗服务数量与质量的需求也不断提高。我国优质医疗卫生资源供给不足与民众日益增长的医疗服务需求之间的矛盾是我国医疗行业长期存在的主要矛盾。研究表明，通过创新医疗技术与优化服务模式，可提高服务效率，从而充分提高医院服务能力，一定程度上解决医疗服务供给之间的矛盾，以适应民众对健康的需求。ERAS 作为新的围手术期管理策略与理念在 2007 年引入我国后，经过十几年的发展，已在骨科、胃肠外科等临床科室广泛应用，其作用与效果也不断得到验证与肯定。加快患者术后康复进程、缩短住院时间、减少并发症发生及降低住院费用有利于改善当前中国"看病难、看病贵"的民生问题。加速康复在包括骨科等外科领域的普及也是大势所趋。但加速康复的应用与开展是一个系统性的工程，涉及患者院前管理、术前宣教、呼吸系统管理、麻醉管理、手术应激控制、疼痛管理、营养支持、合并症管理、延续性健康管理等方面。这不仅需要精细化与人性化的管理，还需要外科医生、内科医生、护士、麻醉师、康复师、营养师等组成的多学科团队密切配合。但临床实践发现，在多学科合作模式中，每个专科往往是从自身角度出发，会将过多的专业方案纳入 ERAS，使得总体方案烦琐而难以实施。且目前我国加速康复的实践大多局限于各专业科室的医师主导下自行开展，在无具体职能科室支持下，医师除负责患者的院内整个治疗过程外，还需要统筹"院前-院中-院后"整个加速康复项目的实施与监督，造成具体措施落实程度不一，医疗服务质量难以得到保障。而在临床工作中，护士往往发挥了 ERAS 项目纽带的作用，负责医护患三方的沟通与协调，及时反馈与传递医疗护理信息，有效保障治疗与护理计划得到顺利实施，从而使得多学科团队优势互补，技术力量得到最大化发挥，一定程度上提升了区域医疗卫生服务质量，构建了合理诊治、有序就医的新秩序，促进了医疗资源的整合。

（二）加速康复外科护理实施标准的探索者和实践者

ERAS作为一种全面优化的围手术期管理创新策略，驱动着包括骨科在内的外科临床护理技术与护理管理的创新。其方案完整有效地实施需要多学科密切合作，而护理无疑在其中发挥着极其重要的作用。这就需要护理同仁顺应时代变革的步伐，追随医疗技术的发展，积极探索护理技术的创新与管理模式变革。在加速康复模式下，护士在预测健康需求、评估健康状态及协调患者获得医疗服务等方面的专业表现力及专业价值更强，这无疑对护士的专业知识及评估、判断和管理能力提出了更高的要求。护士作为加速康复护理实践的一线执行者与直接护理提供者，需在围手术期根据患者的疾病类型、个体化需求等，为患者实施疼痛护理、营养护理、伤口造口护理、危重症护理、康复护理、心理睡眠护理等个体化的优质护理服务。而这一系列护理措施的实施均需要以循证医学为基础。但由于我国循证护理起步较晚，相关的加速康复护理实践标准尚未全面系统建立，这就要求护士基于循证，通过临床实践验证最佳证据的可行性与有效性，从而不断探索、制定与优化加速康复护理实施标准，为患者提供更好、更优的加速康复护理。

（三）加速康复外科临床路径变异的发现者与监督者

临床路径是标准化的医疗质量管理模式，其在缩短住院时间、降低住院费用、规范医疗行为、保障医疗安全、提高医疗质量与患者满意度等方面发挥了重要的作用。由于患者的个体差异、多学科团队成员、医院管理制度等诸多因素的影响，在加速康复临床实践中，患者并不一定能按照预先设计好的流程与路径接受标准化诊疗服务，继而导致患者的临床结局与预后不符合预期的要求。而护士是整个多学科团队中与患者接触时间最多、最长的医务人员，能在第一时间了解并掌握患者的病情变化与心理动态，最早发现加速康复临床路径或流程的变异信息，并及时向多学科团队进行反馈，多学科团队对其进行讨论并制定下一步干预措施，以减少延迟，有效控制变异。

（四）优化加速康复外科护理工作流程的改革者

2016 年，首届加速康复外科（ERAS）西湖论坛暨中国医师协会外科医师分会 ERAS 专家委员会成立大会召开。王伟林主任委员在会上表示国内 ERAS 发展地域、学科差距很大，当务之急是建立最权威的 ERAS 指南和标准，同时提出打造"五个一"工程的愿景。其具体包括：出版一本 ERAS 专著，作为医学教育和指导临床医生的教科书、指导书；创刊一本 ERAS 学术杂志，使其成为 ERAS 临床研究、学术进展交流的权威期刊；搭建一个 ERAS 微信公众平台，以发布国内外最新 ERAS 资讯与前沿信息；建设一个 ERAS 专业网站，汇集全国热衷 ERAS 医务工作者信息交流之家；搭建一个 ERAS 创新云平台，医工信结合，利用互联网医院，云数据共享，实现患者云端管理和互联网医院随访。从这个愿景中不难看出，在 ERAS 发展时代巨浪推动下，传统的护理工作流程与内容已发生了翻天覆地的改变。加速康复护理实践，既包括了院前的营养管控、体重控制、并存疾病控制、不良生活习惯纠正、预康复等，又包括了院中的疼痛护理、血栓防控、心理睡眠管理、营养干预、管道护理、伤口护理等，以及院后的康复锻炼、相关症状管理等延续护理。这一系列全程化、专业化、细节化的护理管理，需要护理人员积极参与，通过梳理围手术期护理流程，取消多余环节，打破部门分割，改进服务模式，在保障患者安全的前提下让患者快速康复。

（五）护理职业生涯的拓展者

伴随加速康复护理工作的细化与内涵的不断升华，加速康复颠覆了外科医疗护理常规，逐步建立了系统的新标准与新路径，诞生了一系列医学新技术、新理念，同时也催生了护理管理、护理教学、护理科研、临床护理等方面的创新护理岗位。其中不乏全能人才，如围手术期护理管理师，负责患者加速康复全面全程的连续管理。也有专项人才，如双师型高级伤口人才——国际伤口治疗师，负责患者围手术期伤口处置与延续管理；阳光天使，负责住院患者情绪障碍的筛查、高危患者床旁心理疏导、睡眠障碍患者的筛查及干预等。同时，为进一步深化医护合作，优化患者围手术期管理，探索并试运行医师助理岗位，其主要负责待入院患者院前筛查，内容包括患者是否存在手术相关禁忌证，血压、血糖的合理控制，并存疾病的管理情况等，预约患者在入院前完成相关术前检查，核实患者检查结果是否符合手术标准；在院中对患者康复训练进行指导与监督；出院前对患者进行细化的出院指导及完成出院后的随访管理。同时依托加速康复项目组，探索培养了疼痛、康复、静脉治疗、血栓、营养等专科护士。加速康复护理实践不仅有效提高了护士的临床实践能力及工作质量，同时拓展了护士职业生涯发展路径。

二、加速康复护理实践的内涵

加速康复包括微创的外科手术治疗、优化的麻醉方式和围手术期护理三大方面。其顺利实施是外科医师、护士、麻醉师、营养师及康复师等组成的多学科团队工作协作的结果。而作为三驾马车之一的围手术期加速康复护理实践在其中起着至关重要的作用。围手术期护理质量将直接影响患者的康复，而加速康复护理实践是对常规护理的全面改进，包括围手术期健康教育、疼痛管理、营养管理、心理睡眠管理等。

健康教育贯穿围手术期的始终。相关研究报道，住院患者对围手术期健康教育的需求率较高，且患者和家属对健康教育是否理解、接受与正确执行，直接影响疾病的预后、康复及患者满意度。虽然健康教育是使患者认识自身疾病、了解康复相关知识，让患者主动配合与积极参与医疗护理活动的有效途径，但其效果受医护专业知识、宣教方式、患者知识文化水平等众多因素影响。因此，为避免医护的健康教育水平参差不齐，尽量减少患者接受的教育信息碎片化，弥补患者院前、院后的教育信息缺失，加速康复围手术期健康教育应从医护患 3 个层面进行开展，且贯穿院前、入院时、术前、术后、出院时、出院后，做到六个关键时间点全覆盖。同时应在评估患者的教育文化层次、接受程度、社会背景、基础疾病的基础上，合理选择病友示范、教育视频、微信公众平台、QQ 咨询、APP 健康咨询、健康教育手册、宣教海报等多种形式进行健康教育，以达到沟通专业化、信息标准化的健康指导水平。

外科术后切口疼痛、咳嗽和活动时疼痛是影响患者舒适度的主要因素。疼痛对机体功能的影响涉及日常生活、情绪、行走能力、社交活动、睡眠及生活质量等多方面。且术后疼痛是手术患者最关注的问题。《骨科常见疼痛的处理专家建议》明确指出，围手术期镇痛的目的包括减轻术后疼痛，提高患者生活质量；提高患者对手术质量的整体评价；使患者更早地开展康复训练；减少术后并发症。因此，加速康复围手术期疼痛护理管理应根据规范化的疼痛管理流程，建立与完善疼痛评估体系，与医师协作为患者制订个体化的镇痛方案，合理选用多模式镇痛、超前镇痛等镇痛方式，尽量将疼痛控制在轻度疼痛甚至无痛的范围内。同时有效预防与监测相关药物不良反应，使患者安全、舒适地度过围手术期与功能康复期。

围手术期手术创伤应激反应对胃肠道功能影响最早，且持续时间最长，术后常出现肠蠕动减慢、腹胀、消化不良等胃肠道功能障碍，其是患者术后住院时间延长的重要影响因素之一。患者胃肠功能的恢复也是术后患者能否尽早康复的关键因素。围手术期营养管理包括营养风险筛查与评估、缩短术前禁饮禁食时间、术中合理选用麻醉用药、缩短术后禁饮禁食时间、术后肠外肠内营养支持及特殊营养素的应用等。由骨科、营养科、麻醉科、康复科、手术室组成的多学科专家团队可保障营养方案科学可行。而营养专科护士，通过参加营养相关知识的学习与培训，可准确评估患者营养状况，指导患者建立合理的膳食结构，及早发现潜在的健康问题，有效减少临床营养路径的负向变异，保障营养管理方案有效执行。

睡眠问题广泛存在于多个科室的住院患者中，睡眠障碍若未得到及时识别与干预，就可引起患者产生焦虑、抑郁等不良情绪，打击患者治疗积极性，降低依从性，从而影响患者康复。通过实施基于加速康复的骨科心理睡眠管理模式，将心理卫生专家、骨科阳光天使（具有心理咨询师证书的专科护士）纳入加速康复多学科团队，通过创新要素优势，整合互补性资源，从睡眠障碍及情绪障碍的筛查、高危患者的预警与干预流程的改革等多个方面入手，从院前到院后连续全程管理，有效降低患者围手术期焦虑、抑郁与睡眠障碍对患者的影响，加速患者康复。

加速康复护理实践，通过以多学科协作诊疗模式为基础，以专科护士为主导，医护患一体化，在全国全面铺开推广。而护理作为其中重要的组成部分，通过围手术期健全的评估机制，院前、院中、院后全程连续的护理管理，为患者的快优康复奠定了坚实的基础。

（屈俊宏　陈佳丽　宁　宁）

参 考 文 献

车国卫，刘伦旭，2017. 加速肺康复外科，需要精准治疗吗. 中国肺癌杂志，20（8）：549-554.

郭顺萍，刘豫瑞，蒋文欣，等，2016. 临床路径变异控制的思考. 中国病案，17（1）：18-21，36.

谢静颖，宁宁，陈佳丽，等，2019. 我国核心期刊骨科加速康复的文献计量学分析. 华西医学，34（9）：1017-1021.

张继芝，李秀娥，徐玉芝，等，2018. 多学科合作加速康复外科工作模式下的护理管理实践及效果评价. 中国护理管理，18（4）：546-552.

中华医学会骨科学分会，2008. 骨科常见疼痛的处理专家建议. 中华骨科杂志，28（1）：78-81.

钟尚洁，宁宁，李佩芳，等，2020. 腰椎后路手术患者术后引流量及其影响因素分析. 华西医学，35（1）：46-50.

Gillissen F，Ament SMC，Maessen JMC，et al，2015. Sustai— nability of an enhanced recovery aer surgery program（ERAS）in colonic surgery. World J Surg，39（2）：526-533.

Stergiopoulou A，Birbas K，Katostaras T，et al，2007. The effect of interactive multimedia on preoperative knowledge and postoperative recovery of patients undergoing laparoscopic cholecystectomy. Methods Inf Med，46（4）：406-409.

Varadhan KK，Neal KR，Dejong CH，et al，2010. The enhanced recovery after surgery（ERAS）pathway for patients undergoing major elective open colorectal surgery：a meta-analysis of randomized controlled trials. Clin Nutr，29（4）：434-440.

第四章　加速康复模式下骨科护理的挑战与机遇

加速康复外科是一个需要多学科协作参与，贯穿整个围手术期的复杂过程。于患者而言，开展加速康复可减少围手术期应激及并发症，缩短住院时间，降低住院费用，加速患者的康复进程；于医护团队而言，可促进医护一体化合作，优化工作流程，提高工作效率；于医院和社会而言，可提高医疗服务品质，扩大医院影响力，同时一定程度缓解了紧张的医疗资源与广大患者就医需求的矛盾。影响加速康复执行质量的因素众多，但相关研究表明，评审与反馈可帮助执行者及时审视现状，激励医护患达到阶段性目标，从而有助于改善整体加速康复实施质量。护理人员作为加速康复多学科团队的核心成员之一，具体参与每一项措施的执行与评估，并及时向整个团队做出相应的反馈，是加速康复外科实践中的重要一环。随着骨科医疗技术的发展及信息化时代的到来，如何协同完成由传统医疗模式向加速康复模式的转化，保证患者安全，促进加速康复外科骨科护理的规范化、个体化、标准化、精准化，是加速康复模式下骨科护理发展的目标，为骨科护理加速康复实践带来挑战的同时，也带来了骨科专科护理的发展机遇。

一、骨科加速康复模式下的护理发展机遇

（一）患者健康服务需求旺盛，亟待填补有效供给短板

我国是人口大国，截至 2018 年底全国（不包括港澳台）人口已达 13.95 亿人，医疗卫生机构入院人数 25 453 万人，比上年增长 4.2%，而每千人口执业（助理）医师 2.59 人，每千人口注册护士 2.94 人。可以看出，当前社会医疗服务领域存在巨大的需求，而供给侧存在结构性矛盾。面对如此庞大的医疗服务对象基数，如何最大程度利用有限的医疗资源，缩短住院时间，减少医疗支出是全国医疗机构所要面临的问题。

而加速康复是根据循证结果，采用一系列优化措施以减少围手术期的生理、心理应激，保证患者安全，促进患者术后康复，达到缩短住院时间、减少并发症及降低再入院和死亡风险的目的。住院日的缩短及再入院率的降低在一定程度上提高了院内床位周转率，使得更多需要住院治疗的患者能够及时入院接受必要的诊疗服务，为破解卫生健康资源供需不平衡，有效填补供给短板提供了解决方案。

（二）加速康复快速发展，拓展围手术期护理内涵

加速康复外科理念的引入促使围手术期医疗模式发生了巨大的变化，现加速康复外科理念已广泛应用于普外科、泌尿外科、妇产科、骨科等，并且取得了良好的成效。加速康

复颠覆了传统外科医疗护理常规，建立了相关的新标准与新路径，诞生了一系列医学新技术、新理念，拓展了医疗护理质量的内涵。与传统卧床治病的理念不同，加速康复要求患者术前预康复，术后早期进食与尽早活动，故患者对加速康复的安全性存在不同程度的恐慌情绪，在治疗过程中表现出依从过度或依从不足两个极端。因而需要完善的院前预康复（健康教育、合并疾病的管理、优化器官功能状态、营养支持、功能康复训练）、院中围手术期护理（缩短术日禁饮禁食时间、减少管道的留置、限制性输液、保温疗法、疼痛护理）、院后延续护理服务（用药护理、功能锻炼、血栓防控、相关并发症的监测与预防），以减少手术应激和术后分解代谢，满足患者的健康服务需求，减少相关知识缺乏引起的焦虑与恐慌，促进患者加速康复。

（三）骨科加速康复相关指南与共识提供实践依据

随着加速康复理念在骨科的深入应用与发展，国内外陆续发布了一系列骨科加速康复应用指南与专家共识，以更好地指导临床实践。国内发布的骨科加速康复共识，主要围绕骨科围手术期血液管理、切口管理、氨甲环酸与抗凝血药应用、疼痛管理、血栓管理、睡眠管理，以及具体手术如骨肿瘤大手术、脊柱手术、关节置换、颈椎前/后路手术、腰椎微创/后路手术等方面。中国骨科加速康复系列专家共识不仅为骨科护理临床实践提供了依据，同时也为建立骨科加速康复护理标准临床路径，制订骨科加速康复护理指南提供了循证依据。基于最佳研究证据，结合医护人员的专业判断，综合患者安全考虑，构建相对统一的护理路径模式，明确临床骨科护士在加速康复理念下具体的护理工作职责、工作标准、工作范围，可以切实指导临床护理工作。单病种的加速康复外科护理临床路径可使护理工作有序、标准、高效实施；指南的发表可供同行借鉴参考，促进骨科加速康复临床实践的标准化推广。相关临床实践指南的转化和应用改变固有的护理实践行为，用开明包容的态度尝试做出变革，为患者更好地提供康复服务。

（四）信息时代促进骨科加速康复护理智慧化

2015年国务院发布的《全国医疗卫生服务体系规划纲要（2015—2020年）》明确提出"积极应用移动互联网、物联网、云计算、可穿戴设备等新技术，推动惠及全民的健康信息服务和智慧医疗服务，推动健康大数据的应用，逐步转变服务模式，提高服务能力和管理水平"。因此，近年来越来越多的医院引入先进的信息系统，如移动护理查房车、个人数字助理（PDA）、智慧机器人等，智能设备的引入一定程度上助力了护理信息化。但如何基于智慧医疗，为患者提供"端到端"的个性化围手术期护理服务，还需要进行进一步的探索实践。例如，患者与医生在门诊确定住院手术后，患者就可以采取一些预康复措施以减少手术后并发症，提高患者的功能储备，减少术后的住院康复时间，从而缩短住院时间和减少费用。骨科预康复的内容主要包括四肢与核心肌肉力量训练、心肺耐力训练，以及根据各亚专业手术特点，采取体位适应训练、支具佩戴、术后正确体位及转移策略的指导等。但预康复计划的制订与实施、患者及家属依从性的追踪监测、实施效果的评估需要医护技团队共同进行，标准化落实。而限于目前国内医疗资源可及性、综合医院与社区医疗衔接不紧密等原因，可利用可穿戴移动智能医疗设备追踪监测患者相关依从性。同时利用

5G 时代下虚拟现实（VR）技术，医护可远程指导患者功能锻炼，促进系统化、标准化、智能化加速康复护理健康服务的实现。

（五）发展延续护理，保障患者院外康复

早在 19 世纪 40 年代，美国就提出：对患者的医疗服务不仅发生在医院，也应该无间断地延伸到家庭和社区。加速康复模式下，骨科患者住院时间缩短，患者在术后部分恢复，并未完全康复的情况下出院，且由于社区及康复机构发展的滞后，患者出院后多数回归家庭进行术后康复，缺乏专业人员指导和监督，院外康复质量和效果无从保证。随着护理模式由以疾病为中心转变为以患者及其家庭和社区为中心，患者的住院过程只是整个照护过程的一部分，患者出院后的延续性护理成为护理行业的发展新趋势。术后定期随访便于评价患者功能恢复程度，督促患者积极进行功能康复，及时发现并处理并发症，并进行康复效果评价。应根据实际情况，制订相应切实可行的出院标准及随访工作计划。出院后对患者进行规律随访，评估患者恢复情况，指导用药和功能锻炼，复查 X 线片观察骨愈合情况，行下肢血管彩超发现有无深静脉血栓，及时处理出现的并发症，可有效降低患者术后非计划再入院率，促进患者加速康复。目前国内主要对脑卒中、糖尿病、高血压、慢性阻塞性肺疾病、前列腺增生症等慢性病、老年病和常见病开展了多项延续护理实践。研究表明，目前我国骨折院外延伸康复护理学科处于快速发展的时期。但同时我国骨科延续护理存在的问题不容忽视，如由于骨科专科护士缺乏，导致专业的延续护理服务人员匮乏，尚未明确收费标准及服务时间，暂无统一的骨科延续护理流程路径与骨科延续护理质量评价体系、敏感指标；且由于骨科康复功能锻炼计划需依据患者相关辅助检查结果进行修订与完善，从而单纯的移动终端的应用并不能满足所有患者的需求，因此还需在建立财政支持与补给机制的基础上，拓展骨科患者院外康复护理。

二、发展骨科加速康复护理面临的挑战

（一）医护人员对加速康复的认知亟待提高

医护人员对加速康复外科的认知及实施依从性对加速康复的临床推广至关重要。2014年、2016 年两项对三甲医院外科医护人员的调查显示，医护人员对加速康复相关知识的了解不够，且态度和行为情况匹配度不高。为改善这一状况，科室应发挥主导作用，定期组织培训，鼓励医护人员外出参会学习交流，着力将加速康复理念切实融入临床治疗护理工作中，在临床实践中寻找证据、总结经验，并不断推广，扩展其内涵。

（二）现有体制欠完善，护理学科发展需要制度保障

现行的医疗护理环境中，医患和护患矛盾仍剑拔弩张。公共卫生环境缺乏有效的法律支持和保障，国家卫生事业投入不足，医疗报销制度等制约着加速康复外科护理的进一步发展。尽管各界为护理专业的发展做出了不懈的努力和支持，但由于时代因素，护理专科发展起步较晚，很多医院护理在医院整体发展规划中话语决策权仍然薄弱，护理发声不够

响亮。目前已有医院开展骨科专科护理门诊，但仍存在具备护理门诊坐诊资质的专家少，出诊护理人员知识不够全面等不足，在就诊流程及门诊候诊时间上仍有很大改进空间。

三、加速康复模式下骨科护理发展对策

（一）权责分配，多部门职责重新界定与合作

明确加速康复团队构架，界定多部门职责。例如，院前综合门诊负责患者一站式快捷院前准备；骨科加速康复团队协同完成全程工作流程改善，保障患者安全；骨科医生微创化手术，优化围手术期管理方案；骨科护士全程参与患者围手术期管理，落实健康教育与各项专项管理；营养师负责开发研制符合骨科患者围手术期代谢需求的特殊营养制剂；康复师全面指导患者围手术期功能锻炼；心理卫生中心专家及时介入干预患者抑郁、自杀等心理危机，指导临床心理问题筛查；同时在医院信息科的支持下完善骨科患者健康管理数据库，构建信息化健康管理平台。

（二）提高护理人员综合素质，进行骨科高级护理实践

护理从业人员的能力和素质是能否提供优质的加速康复外科护理的先决条件。开展优质加速康复外科护理，不仅要求护理工作者具有全面的医学及护理学知识，还应具有宗教人文、心理社会学等多学科的知识，对护理从业人员提出了更高的能力和素质方面的要求。同时随着护理实践形式的多样化，对专科护理水平的要求越来越高，迫切需要一大批高学历、高素质的专科、实用型护理人才承担更多更复杂的护理工作。高级护理实践，指由高级实践护士（advanced practice nurse, APN）应用所具备的专业知识、实践和研究能力处理某些临床专科领域内的患者问题和（或）护理现象。APN 不仅满足社区患者的需求，也可使患者医疗费用降低，使患者得到高质量、低成本的服务。APN 可以为患者提供更安全的医疗服务，他们能够承担高技术含量、专科性强的医疗及护理任务，有效缓解医生人数短缺和日渐加重的医疗服务压力；APN 临床实践能够减少医疗资源浪费和医疗经济支出；APN 还可通过培训、学术会议等形式进行知识传递，加强专业交流，提高同事的专科护理水平。APN 在患者的院内治疗、延续护理、家庭康复等方面发挥着不可替代的作用。

促进"健康中国"和提升护理教育水平（尤其是硕士教育）的国家政策推动了我国 APN 的发展。近年来，我国 APN 特别是专科护士团队建设取得了一定成绩。但目前来看我国专科护士的学历门槛低，培训时间短，再认证考核欠缺，与国外 APN 仍有一定差距。由此看来，打造骨科 APN 战略工程，发展骨科高级护理实践是非常有必要的。

（三）优化骨科护理团队建设，发展专业项目组，拓展护理实践范围

骨科临床科室可以以培养临床护理人才、护理管理人才、护理教学人才、护理科研人才为切入点，构建从护理新手到护理熟手，再到护理骨干、专科护士、资深护理专家的阶梯式骨科护理人才培养路径，进行不同层次护理人员的培训。《中国护理事业发展规划纲要（2011—2015 年）》中已明确指出，优秀的护理团队是促进护理事业更好发展的基本保证，

加强护士队伍建设是我国护理事业发展的重点任务之一。加强骨科护理团队建设，成立护理亚专业小组，实施加速康复项目管理，包括护理质控、个案管理、血糖管控、心理睡眠管理、营养管理、疼痛管理、血栓防控、康复指导、伤口治疗等多个项目。发展专业小组，既可整合科室内优质护理资源，突出亚专科特色管理；又可创新岗位，赋能授权，协同整合教育培训资源，拓展护士职业生涯，提升护士专项护理能力，满足患者个性化、专业化的护理需要。同时有学者建议，设置专科护理门诊，可加强和扩充骨科专科护理发展。

（四）打造护理学术团队，发展骨科护理科研

在实践加速康复、紧跟医疗前沿发展的前提下，找准护理学科定位，夯实骨科围手术期护理，锁定研究方向，开展系列的护理研究，以推动护理学科发展，促进一流学科建设。医护一体化进行科研合作，多学科融合交叉学习，同时进行跨学科交流协同科研创新。加强护理研究生跨学科协同创新学术团队建设，培养新形势下的创新型护理科研人才。

在当前加速康复外科领域快速发展的大潮中，骨科加速康复护理领域的发展在挑战中机遇丛生，势不可挡，不断有新理念推广，有新成果产出。护理团队作为健康中国建设中作用最大的团队之一，与患者接触最为密切，服务最为连续。骨科护理人员要抓住发展新机遇，立项目，建团队，寻支持，明职责，改模式，不断提高护理质量，切实保障患者利益，做好资源整合，积极培养人才，依托医护一体、学科交叉，从而推动我国骨科加速康复护理稳步发展，顺应外科发展方向和潮流。

（屈俊宏　陈佳丽　宁　宁）

参 考 文 献

车国卫，刘伦旭，石应康，2016. 加速康复外科临床应用现状与思考. 中国胸心血管外科临床杂志，23（3）：211-215.

丁琛，洪瑛，王贝宇，等，2019. 颈椎前路手术加速康复外科实施流程专家共识. 中华骨与关节外科杂志，12（7）：486-497.

方茜，李娟，柏晓玲，等，2019. 建立三级综合医院护理学科亚专业化管理体系对改善患者护理质量及专业发展的实践成效. 中国护理管理，19（S1）：103-106.

高凤莉，丁舒，2019. 新时期下关于护理专科门诊专业化建设的思考. 中国护理管理，19（1）：3-5.

李庭，孙志坚，柴益民，等，2019. ERAS理念下踝关节骨折诊疗方案优化的专家共识. 中华骨与关节外科杂志，12（1）：3-12.

李葆华，2019. 门诊——护理学科发展新舞台. 中国护理管理，19（1）：1-3.

李睿文，席淑新，2017. 耳鼻咽喉科高级实践护士培养的研究进展. 中华护理杂志，52（12）：1516-1519.

刘金凤，李艳秋，张海鑫，等，2014. 高级护理实践存在的问题及建议. 护士进修杂志，29（22）：2048-2050.

马玉芬，赖小星，高宇，等，2010. 临床护理科研现状及研究进展. 中国护理管理，10（9）：89-92.

毛海青，周非非，蔡思逸，等，2019. 经皮腰椎内镜手术加速康复外科实施流程专家共识. 中华骨与关节外科杂志，12（9）：641-651.

裴福兴，翁习生，2017. 现代关节置换术加速康复与围术期管理. 北京：人民卫生出版社.

孙天胜，沈建雄，刘忠军，等，2017. 中国脊柱手术加速康复——围术期管理策略专家共识. 中华骨与关节外科杂志，10（4）：271-279.

田发秀，陈湘玉，陈丽萍，2018. 骨科护理门诊高级护理实践现况调查分析. 护理学杂志，33（14）：56-59.

王紫薇，宋剑平，程继芳，2018. 中国临床护理团队建设的研究现状. 中国实用护理杂志，34（35）：2792-2795.

吴沛霞，胡雁，2018. 重视循证实践助力护理学科发展. 中华现代护理杂志，24（26）：3101-3103.

吴琼，尹永田，陈莉军，等，2018. 护理学跨学科协同创新学术团队建设的现状及发展趋势. 护理研究，32（9）：1349-1350.

余佩武，江志伟，郝迎学，等，2017. 胃癌胃切除手术加速康复外科专家共识（2016版）. 中华消化外科杂志，16（1）：14-17.

张宝玉，朱晓菊，2018. 护士多点执业政策研究. 卫生经济研究，（3）：24-25.

张娟，温贤秀，2019. 我国骨科延续护理的应用与研究进展. 实用医院临床杂志，16（6）：240-242.

张馨予，宁宁，李佩芳，等，2016. 外科医护人员加速康复外科理念知信行现状及影响因素分析. 中华现代护理杂志，22（33）：4790-4795.

张志成，杜培，孟浩，等，2019. 腰椎后路短节段手术加速康复外科实施流程专家共识. 中华骨与关节外科杂志，12（6）：401-409.

赵瑾，李峥，2018. 设立护理科研基金推动护理学科发展. 中华医学科研管理杂志，31（5）：357-359，379.

中国政府网-规划发展与信息化司，2019. 2018 年我国卫生健康事业发展统计公报. [2021-05-03]. http：//www. nhc. gov. cn/guihuaxxs/s10748/201905/9b8d52727cf346049de8acce25ffcbd0. shtml.

中华人民共和国卫生部. 中国护理事业发展规划纲要（2011—2015 年）. 中华护理杂志，2012，47（3）：286-288.

周非非，韩彬，刘楠，等，2019. 颈椎后路手术加速康复外科实施流程专家共识. 中华骨与关节外科杂志，12（7）：498-508.

周宗科，翁习生，曲铁兵，等，2016. 中国髋、膝关节置换术加速康复--围术期管理策略专家共识. 中华骨与关节外科杂志，9（1）：1-9.

Braga M，2018. 加速康复和预康复在消化道肿瘤患者中的应用. 肿瘤代谢与营养电子杂志，5（4）：347.

Lai XB，Yin CSS，Yuet WFK，et al，2018. The cost-effectiveness of a nurse-led care program for breast cancer patients undergoing outpatient-based chemotherapy - A feasibility trial. Eur J Oncol Nurs，36：16-25.

Wong FKY，2018. Development of advanced nursing practice in China：Act local and think global. Int J Nurs Sci，5（2）：101-104.

第二篇

骨科加速康复外科围手术期护理实践

第五章　加速康复下骨科患者围手术期营养管理

第一节　加速康复下营养管理概述

营养是维持生命及满足生长、发育的物质基础，维持机体健康首先要摄入充足营养物质，为人类提供所需要的营养元素和能量，满足机体正常生活和生理需要。处于不同年龄阶段的人群生理状况不尽相同，同时各自的营养代谢也存在着差异。因此，不同时期的人群对营养的需求都有各自的特点，合理营养有助于预防疾病、促进健康。

已知营养不良是外科并发症的高危因素，流行病学统计发现住院患者的营养不良发生率达40%～55%。营养不良将增加手术风险，增加术后并发症的发生率及死亡率，增加患者医疗支出，延长住院时间。骨科患者由于创伤或手术，机体遭受不同程度的损伤，且处于应激状态，导致机体代谢紊乱，营养供应不足，影响创伤修复。营养管理在骨科住院患者加速康复中发挥着保障性作用，营养过剩会增加糖尿病、高血压、睡眠呼吸暂停低通气综合征和心血管疾病的风险，而营养不良的患者更容易发生术后结局不良，如手术切口愈合时间及住院时间延长、感染和压力性损伤发生率增加等，应通过科学合理的营养及能量供给减轻机体的应激反应，顺利度过围手术期，促进患者早日康复。

一、加速康复下营养作用再认识

在治疗学中，营养的作用沿袭至今，均称为支持，即营养是身体必需的物质，组织器官的生长、修复及人体的活动、人的思维无一不与营养有关。但从1968年营养支持概念提出后，经过40年的临床实践发展，有学者发现营养支持不仅可以提供营养，参与机体组织、器官的功能和修补，还发挥着更广泛的作用，如增强免疫调控、降低炎症反应、维护细胞及组织器官功能和结构、减轻氧化应激、促进患者康复、改善患者的生存率等，故有学者提出将营养支持改为营养治疗，而营养治疗主要有以下作用。

（一）保障围手术期能量与营养供应

人体正常的生命活动和生理功能的维持必须依赖各种必要的营养成分，这些营养成分主要包括碳水化合物、蛋白质、脂类、维生素、膳食纤维、微量元素和水，它们对补充人体的物质和能量消耗，维持组织器官正常的结构与功能等有着十分重要的作用。

（二）增强围手术期免疫调节功能

营养治疗除有供给营养的作用外，还有免疫调节的作用。例如，谷氨酰胺是组织特需的营养，它是生长迅速的细胞如肠黏膜细胞生长、修复的特需能量，对淋巴细胞尤为重要。此外，精氨酸、核苷酸等也具有一定免疫调节作用。

（三）调整营养，治疗疾病，促进康复

疾病和创伤可引起代谢的改变、热能的过度消耗及某些特定营养素的损失。若能及时、合理地调整营养素的摄入，补充足够的营养，则可使机体内糖原分解、蛋白质消耗减少，从而提高患者的抵抗力、促进创伤组织的修复及疾病的痊愈，促进患者康复。

（四）降低营养相关风险因素，控制疾病的转归与发展

通过调整营养成分的摄入，减轻体内某一器官的负担，以利于疾病的治疗。例如，对有急性肾小球肾炎、尿量少，且有水肿的患者，应当控制食盐、蛋白质和水的摄入量，以减轻肾脏的负担。此外，还可通过控制某一营养成分的摄入控制疾病的发展，如对于痛风患者，由于患者有嘌呤代谢的紊乱，可以将控制嘌呤和热能的摄入量作为治疗手段，以控制痛风的发展。

（五）改变食品结构，促进吸收利用

合理的烹调加工方法可促进食物营养成分分解，使食物便于吸收利用，促进疾病治愈。

二、营养在加速康复外科中的作用

随着加速康复外科的迅速发展，以患者为中心的理念越来越深入人心，人们不仅仅关注医学层面的治疗，同时也关注患者整体层面的康复情况，营养治疗是在结合对患者的营养评估、咨询、诊断、教育等一系列干预措施后形成的一套整体管理方案，即营养管理（nutrition management）。

营养管理的目的主要是供给细胞代谢所需要的能量与营养物质，维持组织器官正常的结构与功能；通过营养支持调理代谢紊乱，调节炎症反应和免疫应答，增强机体免疫力，优化血糖控制，最大程度降低手术带来的高代谢应激反应，从而影响疾病的发展与转归。营养管理虽不能完全阻止和逆转患者严重应激反应的高分解状态和人体组成的改变，但合理的营养支持可减少机体蛋白的分解代谢，使蛋白质的合成增加，改善潜在和已发生的营养不良状态，防止严重并发症的发生。

ERAS 的核心原则之一是减少手术或麻醉对机体的创伤和应激反应，加快患者康复。ERAS 需要结合术前、术中和术后各方面进行综合管理，而营养管理是 ERAS 中重要组成部分。营养管理贯穿围手术期 ERAS 的整个过程，即术前为机体提供能量，保证手术顺利进行，术中做好体液、血液管理，保障手术安全，术后为机体提供营养，促进患者术后康

复，不同阶段有不同的侧重与作用，科学合理的营养支持显得尤为重要，其是加速康复外科不可或缺的重要部分。术前营养不良有增加术后并发症的风险。术后早期进食及合理的营养支持治疗能缩短术后肠麻痹时间，维护胃肠道黏膜屏障功能，减少细菌移位，有利于胃肠激素的分泌，促进胃肠功能恢复及全身营养状态提升。此外，其还可减少手术应激，降低围手术期并发症的发生率和死亡率，为围手术期 ERAS 措施的顺利实施保驾护航。由此可见，患者术后的早期康复需要术前、术后良好的营养状态及合理的营养支持治疗。营养管理在围手术期管理中发挥着保障性作用，通过科学合理的营养及能量供给减轻机体的应激反应，帮助患者顺利度过围手术期。

（段　丹　陈佳丽　宁　宁）

第二节　加速康复下营养风险筛查与营养评估

机体在创伤或手术等应激状态下会处于高代谢、高消耗状态，胃肠道功能减弱，易导致机体发生营养不良，将影响伤口愈合及机体快速康复。营养风险增加是影响患者治疗效果及预后的一个独立危险因素。患者营养状况的优劣直接关系着临床治疗的效果及疾病的转归，已经被临床认识和重视。而营养状况评价是指通过营养风险筛查、膳食调查、体格检查、实验室检查等综合营养评价方法与手段判定人体的营养状况，用于确定营养不良的类型及程度，估计营养不良后果的危险性，并监测营养治疗的疗效。

从临床医学角度看，营养状况评价的意义在于通过对患者进行综合的营养调查，初步判断患者的营养状况，从而为疾病的治疗提供个性化的营养管理策略，并可通过动态的监测，评价其身体恢复情况，及时调整临床治疗和营养治疗方案。因此规范化的营养风险筛查与评估对临床营养支持治疗的合理使用、保障患者安全和加速康复具有十分重要的意义。

一、常用的营养风险筛查工具

（一）营养风险筛查 2002

营养风险筛查 2002（nutritional risk screening 2002, NRS 2002）是由 ESPEN 特别工作小组开发的营养风险筛查工具，是国际上第一个采用循证医学方法开发的，为住院患者进行营养风险筛查的工具，其信度和效度均已得到验证（表5-1）。ESPEN 和中华医学会肠外肠内营养学分会（Chinese Society for Parenteral and Enteral Nutrition, CSPEN）均推荐在住院患者中使用 NRS 2002 作为营养风险筛查的首选工具。2013 年卫生部颁布了临床营养筛查的行业标准《临床营养风险筛查》，规定 NRS 2002 的适用对象为年龄 18～90 岁、住院过夜、入院次日 8：00 前未进行急诊手术、神志清楚、愿意接受筛查的患者。

表 5-1　营养风险筛查 2002 评估表

住院号：	床号：		姓名：	年龄：		性别：
一、诊断						
若有以下情况请在右侧□内打"√"，并参照营养需要量标准进行评分（无下列情况为 0 分）						
评分 1 分，营养需要量 轻度增加	髋部骨折		慢性疾病有 急性并发症		肝硬化	
	慢性阻塞性 肺疾病		长期血液透析		糖尿病	恶性肿瘤
评分 2 分，营养需要量 中度增加	腹部大手术		卒中		重症肺炎	血液恶性肿瘤
评分 3 分，营养需要量 重度增加	颅脑损伤		骨髓移植		ICU 患者 （APACHE＞ 10 分）	
疾病有关评分	0 分		1 分		2 分	3 分
二、营养状况						
人体测量	身高（免鞋）：　　　m		实际体重（空腹、病房衣服、免鞋）：　　　kg			
BMI：　　　kg/m²（＜18.5kg/m²，3 分）						
★注：因严重胸腔积液、腹水、水肿等无法得到准确 BMI 值时，可用白蛋白来替代（g/L）（＜30g/L，3 分）						
评分：　　分						
近期（1～3 个月）体重是否下降		是		体重下降（kg）	否	
如果是，体重下降＞5% 是在：	3 个月内（1 分）			2 个月内（2 分）	1 个月内（3 分）	
评分：　　分						
一周内进食量是否减少：		是			否	
如果是，比以前减少：	20%～50%（1 分）			50%～75%（2 分）	75%～100% （3 分）	
评分：　　分						
营养状况综合评分（取上述 3 个小结评分最高值）			0 分	1 分	2 分	3 分
三、年龄评分	0 分（＜70 岁）				1 分（≥70 岁）	
营养风险总评分：　　分（总分=疾病有关评分+营养状况综合评分+年龄评分）						

注：ICU. 重症监护治疗病房；APACHE. 急性生理学和慢性健康状况评价；BMI. 体重指数。

该评估表无创、经济、简单易行、准确可靠、花费时间少，主要从疾病严重程度、营养状况及年龄 3 个方面进行评估，能预测并且及时评估患者营养状况的变化。但在卧床患者无法测量体重，腹水、水肿患者测量存在误差，以及意识不清患者无法回答评估者问题时，NRS 2002 的使用将受到限制。另外需要注意的是，NRS 2002 本身只属于筛查工具，只能判断患者是否存在营养风险，不能判断患者是否存在营养不良及营养不良的程度。

结果判定：总分≥3分时，提示患者有营养风险，而不是提示营养不良。营养风险的存在说明需要制订营养支持治疗计划，但并不是实施营养支持的指征，是否需要营养支持治疗应进行进一步的营养评估；总分＜3分时，每周复评1次。

（二）营养不良通用筛查工具

营养不良通用筛查工具（malnutrition universal screening tool, MUST）由英国肠外肠内营养学会多学科营养不良咨询组开发，通过体重指数、体重变化和疾病所致的进食量减少3个方面，简便易行地评估患者营养风险（表5-2）。该筛查工具对后续复评有较周详的计划安排，是适用于诊断不同年龄成人营养不良及营养风险的通用型营养风险筛查工具，医生、护士、营养师、社会工作者和学生等均可使用。MUST比NRS 2002使用条件更灵活，可用于由肿瘤或其他疾病导致机体衰弱或无法离床的患者，能够有效预测老年患者的死亡率、总住院时间等临床结果。但影响体重的因素如组织水肿、恶性肿瘤合并腹水等对MUST的筛查结果有一定的影响。

表 5-2　营养不良通用筛查工具

步骤1：BMI分数	BMI（kg/m²）	＞20	0分
		18.5～20	1分
		＜18.5	2分
步骤2：体重丧失分数	过去3～6个月体重下降程度	＜5%	0分
		5%～10%	1分
		＞10%	2分
步骤3：急性疾病影响分数		疾病原因导致近期禁食时间≥5天	2分
步骤4	计算出总分数	0分	低度风险
		1分	中度风险
		≥2分	高度风险

结果判定：评分0分（低度风险）时，采取常规性临床照护，需定期进行重复筛查，医院每周1次，护理院每月1次，社区每年1次（＞75岁居民）；评分1分（中度风险）时，连续3天记录饮食及液体摄入情况，医院每周复评1次，护理院每月1次，社区每1～6个月1次；≥2分（高度风险）时，营养师会诊制订营养计划，提供营养支持，医院每周复评1次，护理院和社区每月1次。

（三）主观全面评定

主观全面评定（subjective globe assessment, SGA）是目前临床使用最为广泛的一种通用临床营养状况评价工具，通过病史及体格检查资料，而不是实验室检查资料对患者的营养状况进行评价（表5-3）。SGA广泛适用于门诊患者、住院患者、不同疾病及不同年龄患者的营养状况评估，其信度与效度已得到大量验证，得到了美国、加拿大等多个国家和地区的广泛应用，也得到了美国肠外肠内营养学会专家的高度认可与推荐。

表 5-3　主观全面评定

指标	A 级 营养良好	B 级 轻中度营养不良	C 级 严重营养不良
1. 近期（2 周）体重变化	无/升高	减少＜5%	减少＞5%
2. 饮食改变	无	减少	不能进食/低能量流质
3. 胃肠道症状	无/食欲不减	轻微恶心、呕吐	严重恶心（持续 2 周）
4. 活动能力改变	无/减退	能下床活动	卧床
5. 应激反应	无/低度	中度	高度
6. 肌肉消耗	无	轻度	重度
7. 三头肌皮褶厚度（mm）	正常（＞12）	轻度减少（8～12）	重度减少（＜8）
8. 踝部水肿	无	轻度	重度

注：①体重变化，考虑过去 6 个月或近 2 周的变化，若过去 5 个月的变化显著，但近 1 个月无丢失或增加，或近 2 周治疗后体重稳定，则体重丢失一项不予考虑。②胃肠道症状至少持续 2 周，偶尔一两次不予考虑。③应激反应参照：大量出血、大面积烧伤、发热属高应激，慢性腹泻属中应激，长期低热或恶性肿瘤属低应激。④评价结果中，5 项以上属于 B 级或 C 级，可认定为中度或重度营养不良。

SGA 无创，可反复进行，与 NRS 2002 不同，SGA 兼具营养筛查和评估的双重作用，其可发现营养不良，也可对营养不良进行分类，但依然有一定的局限性。SGA 省略了人体测量和生化检查，更多反映的是疾病的状况，而不是营养的状况；SGA 不易区分轻度营养不良，侧重慢性或已经存在的营养不良，不能及时反映急性营养状况的变化；该评估工具没有把观察的指标和如何将患者进行分类直接联系起来，使得该工具不能满足快速的临床筛查目的；SGA 是一个主观的评估工具，需培训后使用，这样才能够保证其敏感性和特异性。

结果判定：A 级表示营养良好，患者目前无须干预，可定期再评估和常规治疗；B 级表示轻中度营养不良，需要进行营养知识宣教或营养支持；C 级表示严重营养不良，要制订饮食营养计划，给予营养支持，纠正营养不良。

（四）患者参与的主观全面评定

患者参与的主观全面评定（patient-generated subjective globe assessment, PG-SGA）是在 SGA 的基础上发展起来的，是专门为肿瘤患者设计的营养状况评估方法，尤其适用于老年人的营养状况评定和住院患者营养风险筛查。临床研究表明，它是一种有效的肿瘤患者特异性营养状况评估工具，因而得到美国饮食协会（ADA）推荐用于肿瘤患者营养评估，中国抗癌协会肿瘤营养与支持治疗专业委员会也推荐使用。PG-SGA 包含患者自我评估（评估体重、摄食情况、症状、活动和身体功能）、医务人员评估（评估疾病与营养需求的关系、代谢方面的需要、体格检查）两部分，总体评估包括定量评估及定性评估两种。

（五）微型营养评价

微型营养评价（mimi-nutritional assessment, MNA）是根据老年人的特点设计，专门用于老年人营养状况评价的工具。此量表内容包含个体参数、整体评价、膳食评估、主观评价 4 个方面（表 5-4）。MNA 有可靠的评分标准和明确的衡量尺度，不需要生化检测，快速、简单、易操作，可在床旁评估，一般 10 分钟即可完成。此外，MNA 比 SGA 更适合于发现 65 岁以上的严重营养不良的患者，包括住院患者和居家照顾的患者，甚至适用于社区健康老年人群的营养风险筛查。但评估者需经专业培训后将其应用于临床，且该量表沿用于欧洲国家，与我国饮食习惯有差异。

结果判定：评分≥24 分表示营养状况良好；17～24 分提示潜在营养不良风险，需要进行临床密切照护，每周复评；<17 分提示营养不良，需要临床营养支持，3 天后复评。

综上所述，目前营养风险筛查的工具有多种，各种方法均有其特点及不足之处，对于评估工具的选择，应根据筛查人员情况及筛查对象的生活环境、背景和常见的潜在健康问题，由多学科团队来选择适当的筛查工具。

表 5-4　微型营养评价

	项目	分数
个体参数	1. 体重指数（kg/m²）：体重（kg）/身高（m）²	
	0 分=<19；1 分=19～20.9；2 分=21～22.9；3 分=≥23	
	2. 上臂肌围（MAC）（cm）	
	0 分=<21；0.5 分=21～21.9；1 分=≥22	
	3. 小腿围（CC）（cm）	
	0 分=<31；1 分=≥31	
	4. 近 3 个月内体重下降情况	
	0 分=>3kg；1 分=不知道；2 分=1～3kg；3 分=无体重下降	
整体评价	5. 无护理或不住院　　0 分=否；1 分=是	
	6. 每天摄入多于 3 种药物　　0 分=是；1 分=否	
	7. 既往 3 个月内有无重大心理变化或急性疾病　　0 分=有；1 分=无	
	8. 活动能力	
	0 分=需卧床或长期坐着；1 分=可离开床或椅子，但不外出；2 分=可以外出	
	9. 神经心理问题	
	0 分=严重智力减退或抑郁；1 分=轻度智力减退；2 分=无问题	
	10. 是否有压疮或皮肤溃疡　　0 分=是；1 分=否	
膳食评估	11. 每天可以吃几餐完整的餐食	
	0 分=1 次；1 分=2 次；2 分=3 次	
	12. 选择代表摄入蛋白质的食物	
	每天至少一份奶制品　　　　□是　　□否	
	每周吃两份或以上的豆类或鸡蛋　　□是　　□否	
	每天吃肉、鱼或家禽肉类　　□是　　□否	
	0 分=0 或 1 个是；0.5 分=2 个是；1 分=3 个是	

项目	分数
13. 每天吃 2 份或以上的水果或蔬菜　　　0 分=否；1 分=是	
14. 既往 3 个月内是否由于食欲下降、消化问题、咀嚼或吞咽困难而摄食减少	
0 分=食欲完全丧失；1 分=食欲中等程度下降；2 分=食欲正常	
15. 每天饮水量（如水、果汁、咖啡、茶、牛奶，1 杯约为 230ml）	
0 分=<3 杯；0.5 分=3~5 杯；1 分=>5 杯	
16. 进食模式	
0 分=须协助才可进食；1 分=可以自己进食，但有点困难；2 分=无困难，可以自己进食	
主观评价　17. 自己是否认为自己有营养问题	
0 分=有（严重营养不良）；1 分=不知道或有点；2 分=无营养问题	
18. 与同龄人相比，认为自己的健康状态	
0 分=不如别人；0.5 分=不知道；1 分=一样好；2 分=比别人好	

二、营养评估

营养评估（nutritional assessment）是临床营养专业人员通过多种手段方法，包括膳食调查、人体测量（体重、体重指数、皮褶厚度、上臂肌围）、临床检查（病史采集、体格检查）、实验室检查（血清白蛋白、血清前白蛋白、血清转铁蛋白、视黄醇结合蛋白、氮平衡、肌酐升高指数）、生物电阻抗法等，对患者的营养代谢和身体功能进行全面的评估和检查，以确定患者是否存在营养问题、营养问题的类型及严重程度，进而估计可能造成的后果及危险，并制订和实施相关营养支持治疗计划。

三、加速康复下骨科围手术期营养筛查与评估

营养风险筛查的目的是通过某一些指标快速判断患者是否存在营养问题的相关风险，该过程针对的人群很广，可涵盖所有住院患者，且筛查的工具或标准应根据特定的人群或特定的疾病进行选择。相比之下，营养评估则侧重于对个体患者的营养状况进行较为深入的分析，其主要的关注对象是通过营养筛查怀疑或确认有蛋白质能量营养不良的中度、高度营养风险的患者。营养风险筛查的工作一般由护理人员或营养师具体实施。因此，骨科患者围手术期营养筛查与评估是由骨科医师、护理人员与营养师共同完成。

患者入院后，由责任护士完成患者饮食调查，回顾患者 24 小时饮食，初步评价摄入情况，在完成体重指数计算的基础上，根据患者的年龄选择不同的评估量表进行营养风险筛查。对于存在营养风险的患者，则由营养师对患者营养情况进行复评，确定有营养风险后，与主管医师一起为患者制订营养干预计划。同时，责任护士需对术后、出院前患者进行营养风险筛查。主管医师根据患者病情变化进行相关实验室检查，以动态了解患者围手术期营养状况，为进一步的营养干预提供依据。

（段　丹　陈佳丽　宁　宁）

第三节 加速康复下骨科患者围手术期营养管理

营养管理是加速康复的重要组成部分,《加速康复外科中国专家共识暨路径管理指南（2018）》特别强调围手术期加速康复多学科协作的重要性,即强调外科、麻醉科、护理、营养科等多学科的团队协作。因此,应建立一套包括人员培训、营养风险筛查、营养支持、饮食管理、健康教育等在内的营养管理流程,以优化患者围手术期营养状态,促进器官功能恢复,减少术后并发症,加速患者康复。

一、建立骨科围手术期加速康复下的营养管理团队

（一）组建营养管理团队

加速康复外科营养管理团队通过多学科模式合作,由营养专科护士、主治医师、营养师、康复师、麻醉师、责任护士、手术护士、患者及其家属组成。专业严谨的团队可以及时动态地评估患者的营养状况,制订有效可行的营养支持方案,实施营养干预措施,纠正患者的营养问题。

（二）团队成员职责

团队中各成员应明确各自的角色定位与职责,有利于加强团队的沟通与合作,团队成员职责见表 5-5。

表 5-5 营养管理团队成员职责

成员	分工
营养专科护士	传播营养新理念、新知识;专业化管理患者;对患者行一对一的营养宣教,提供全面的饮食护理;制订系统的营养护理连续管理方法
主治医师	全面了解患者情况,负责营养支持治疗医嘱,协同审核营养配方;改进术式,加强围手术期管理
营养师	研发营养配方,鉴定食品营养价值;根据患者情况制订个体化干预方案;优化营养管理路径;追踪营养治疗效果
康复师	制订营养康复计划;应用辅助手段预防患者呕吐;指导患者康复锻炼,促进患者加速康复
麻醉师	选择合适的麻醉方案;制订术中、术后防吐措施;监测患者术中整体情况;保障患者术后安全复苏
责任护士	评估患者营养状况并记录
手术护士	优化外科手术排程;术中严密监护患者,观察患者有无呕吐反应;确保术中患者安全
患者及其家属	积极配合团队治疗;学习相关健康教育知识

（三）开展营养管理的相关培训

为提高团队成员对骨科营养相关知识和营养管理流程的熟悉程度,以及成员间的配合度和合作效率,由骨科医疗组长牵头,主治医师、营养师负责,组织多学科、多层次、多途径的营养管理培训。

二、骨科围手术期加速康复下的营养管理

（一）院前支持

入院前的营养支持主要针对择期手术患者。在门诊开具住院证时，对患者进行营养风险筛查与营养评估，主要根据患者 1 周内进食情况评价患者胃肠道功能及每天营养所需，结合上述情况向患者发放加速康复营养手册并提出膳食咨询建议，协同患者及其家属制订食谱。若患者日常经口摄入饮食热量、蛋白质含量不及 60%目标所需能量，则启动口服营养补充（ONS），保证患者每天营养、能量所需。

（二）院内支持

1. 术前营养状态评估　患者在入院 24 小时内由责任护士进行营养风险筛查，在原有的 NRS 2002 评估表的基础上，针对儿童及老年患者使用特异性更强的营养筛查评估表，即营养不良评估筛查工具（STAMP）和微型营养评价简表。存在营养不良的患者由责任护士或营养小组护士协助请营养科会诊，由营养师进行营养状况复评，并制订个体化的营养治疗方案，追踪治疗效果，做到动态评估及反馈，定期复查生化、血常规等。

2. 健康宣教　手术作为一种应激源，会给患者带来不同程度的心理负担，需向患者及其家属介绍围手术期加速康复处理措施，包括饮食、用药、睡眠、心理、疼痛、康复锻炼等各方面知识，并适时给予关怀与支持，以期在一定程度上减轻患者的焦虑，增强信心，提高患者及其家属围手术期配合程度。

3. 术前营养支持　以纠正潜在的营养不良为主，应根据患者平时的饮食特点进行安排。

（1）对于无营养不良患者（营养筛查评分<3 分＝，每天应进食蛋白质 80～120g，肉食者术前每天应在原饮食基础上增加一个鸡蛋，素食者则应每天增加 2～3 个鸡蛋或加用蛋白粉。食欲差者可给予牛奶、肠内营养制剂等补充营养，或加用胃肠动力药及助消化药增进食欲。

（2）对于营养不良患者（营养筛查评分≥3 分），由营养师和主管医师配合，为患者制订个体化的营养治疗方案，包括食物疗法、配制个体化肠内营养制剂及药物治疗。具体方法：鼓励患者进食高蛋白、高热量及富含维生素的食物，合并低蛋白血症的患者应每天进食鸡蛋 2～3 个、肉类 100g，食欲差者可给予牛奶、肠内营养制剂等补充营养，或加用胃肠动力药及助消化药增进食欲。

（3）对于低蛋白血症患者，给予高蛋白饮食，必要时输注白蛋白，目标是让患者术前白蛋白水平至少大于 35g/L。

（4）患者若为糖尿病患者，需定制糖尿病套餐，口服降糖药或使用胰岛素控制血糖，维持空腹血糖水平在 8～10mmol/L。

（5）有慢性出血性原发性疾病者应治疗原发性疾病。

一般来说，在饮食管理的过程中营养师应根据患者的具体情况配制个体化的营养制剂，但是，营养制剂并不能代替正常餐饭的作用，尽量正常进餐或尽快恢复正常饮食至关重要。

4. 术前禁食禁饮管理　以往对患者术前禁食禁饮的时间均规定为术前 8～10 小时，甚至要求患者术前一天 22：00 以后即不能饮水。其原因为全身麻醉或深度镇静的患者，食管括约肌松弛，若胃未完全排空，胃内容物易反流至口咽部，误吸入呼吸道的风险增加，导致呼吸道梗阻、吸入性肺炎等。但临床研究和循证医学的证据均显示，从凌晨开始禁食禁饮并不减少胃内容物的容量，也不升高胃液 pH；而将禁饮时间缩短到术前 2 小时，术前 2 小时给予患者含碳水化合物的清饮料，不仅不增加反流误吸风险，不增加相关并发症和死亡率，反而还可减少术后胰岛素抵抗。并且术前过长时间禁食禁饮可导致患者不同程度脱水、口渴不适感、低血糖等，对患者术后康复不利。

虽然目前的指南均建议缩短术前禁食禁饮时间，但仍然需要术前充分评估反流误吸风险，以制订个体化的禁食禁饮时间。规范术前饮食种类，如清饮料包括清水、碳酸饮料、茶、糖水、黑咖啡、无渣果汁等，均不能含有酒精。单纯的淀粉类食物如稀饭、馒头等，在胃内的排空时间约为 4 小时，因此术前 4 小时内禁食淀粉类食物是安全的。牛奶、羊奶和配方奶等在胃内排空时间约为 6 小时，禁食此类食物的时间为 6 小时。含脂肪和蛋白类固体食物如煎蛋、肉类等需经 8 小时才能从胃内排空，此类食物禁食时间为 8 小时。

四川大学华西医院骨科现根据手术进程和手术顺序实行个体化禁食、禁饮，具体如下。

（1）术前一天正常进食。

（2）术前 6 小时可进食含蛋白质的流质食物（营养科配制的全营养均衡餐，含蛋白质、麦芽糖、少量脂肪及钠、钾电解质）。

（3）术前 4 小时可进食稀饭、馒头等易消化的碳水化合物。

（4）术前 2 小时可饮用不超过 200ml 的含糖的清亮液体（营养科配制的碳水化合物餐，含麦芽糖和钠、钾电解质）。

主管医师根据手术排程，预测每名患者的手术开始时间，从而指导患者在合理适当的时间进饮、进食。主管护士需配合医师，在术前各个时间点询问并提醒患者进餐，以保障患者术中机体所需能量、降低术中胰岛素抵抗、减少手术应激。

5. 术后营养支持　术后及时为患者进行营养支持，目前最为常用的营养支持方式主要包括肠内营养、肠外营养两种。另外，也可将两种营养支持方式相结合使用。

6. 特殊疾病的营养治疗　骨质疏松是绝经后妇女及老年人最常见的骨代谢疾病。其严重后果在于任何轻微活动及创伤都可能导致骨折。骨质疏松的发生主要是由于钙缺乏和维生素 D 摄入不足。因此营养治疗主要包括为患者提供与个人生理需要相适应的能量供应；提供适中的蛋白质（一般认为健康成年人每天摄入 1.0g/kg 蛋白质比较合适）以保持骨骼质量；嘱患者进食牛奶及干酪、虾皮、海带、紫菜、黑木耳、豆制品、绿叶菜、蛋黄、瓜子、核桃等含钙丰富的食物；同时采用钙剂或钙强化食品来补钙，但应严格控制食用量，防止过量摄入而对其他元素的吸收、利用产生不利影响。

不良饮食习惯为痛风的重要危险因素。目的性地改变饮食习惯不仅能够减少痛风患者的发作频率，还能改善痛风患者的健康状况。对痛风患者而言主要限制嘌呤饮食，在痛风急性关节炎期，每天严格限制摄入嘌呤在 150mg 以下。在急性发病 3 天内，选用基本不含嘌呤或含嘌呤很少的食物。在痛风慢性关节炎期，可采取每周中 5 天低嘌呤饮食，每天嘌呤摄入量为 100～150mg，另外 2 天食用不含嘌呤或嘌呤量很少的食物。同时提供适当能量，限制蛋白质、脂肪饮食，补充维生素。

（三）院后支持

患者出院后仍然需要进行良好的营养管理，即保证患者每天足够的蛋白质和能量摄入以保障患者在康复期的需要。

在院时对患者的饮食习惯和饮食喜好进行调查询问，再对患者进行营养状况评估，并根据患者的营养状况、个人喜好和经济状况为患者制订特定的食谱，同时对患者进行全过程、全阶段的饮食指导，包括食材、食量、食用时间等，确保患者及其家属能够理解和重视，保证患者的康复质量。通过术后的门诊随访或电话随访，询问其是否遵守饮食指导并评估患者当前的营养状况，进行下一阶段的指导，促进患者快速康复。

（王立群　陈佳丽　宁　宁）

参 考 文 献

陈凛，陈亚进，董海龙，等，2018. 加速康复外科中国专家共识及路径管理指南（2018 版）. 中国实用外科杂志，38（1）：1-20.

公凤霞，谢珍珍，吕艳婷，等，2018. 院前院后营养干预对改善胃肠道肿瘤患者营养状况的效果观察. 结直肠肛门外科，24（S2）：71-72

广东省医师协会加速康复外科医师分会，2018. 口服营养补充对结直肠手术患者加速康复的全程管理岭南专家共识（2018 版）. 消化肿瘤杂志（电子版），10（4）：167-172.

胡秋红，谢玮，2017. 食品营养与卫生. 2 版. 北京：北京理工大学出版社.

焦广宇，李增宁，陈伟，2017. 临床营养学. 北京：人民卫生出版社.

李博，孙峥，2017. 临床营养学. 郑州：郑州大学出版社.

李卡，金静芬，马玉芬，2019. 加速康复外科护理实践专家共识. 北京：人民卫生出版社.

裴福兴，翁习生，2017. 现代关节置换术加速康复与围手术期管理. 北京：人民卫生出版社.

张波，桂莉，2017. 急危重症护理学. 北京：人民卫生出版社.

Bozzetti F，Mariani L，2014. Perioperative nutritional support of patients undergoing pancreatic surgery in the age of ERAS. Nutrition，30（11-12）：1267-1271.

Heidegger CP，Berger MM，Graf S，et al，2013. Optimisation of energy provision with supplemental parenteral nutrition in critically ill patients：a nti-infla controlled clinical trial. Lancet，381（9864）：385-393.

Lambert E，Carey S，2016. Practice guideline recommendations on perioperative fasting：a systematic review. JPEN J ParenterEntcral Nutr，40（8）：1158-1165.

Lawson CM，Daley BJ，Sams VG, et al，2013. Factors that impact patient outcome：nutrition assessment. JPEN J Parenter Enteral Nutr，37（5 Suppl）：30S-38S.

Ren L，Zhu DX，Wei Y，et al，2012. Enhanced Recovery After Surgery（ERAS）program attenuates stress and accelerates recovery in patients after radical resection for colorectal cancer：a prospective randomized controlled trial. World J Surg，36（2）：407–414.

Ukleja A，Gilbert K，Mogensen KM，et al，2018. Standards for nutrition support：Adult hospitalized patients. Nutr Clin Pract，33（6）：906-920.

第六章 加速康复下骨科患者围手术期静脉血栓防控

第一节 骨科疾病相关静脉血栓概述

静脉血栓栓塞症（venous thromboembolism，VTE）是指血液在静脉腔内不正常凝结所形成的血凝块使血管部分或完全阻塞，属于静脉回流障碍性疾病，包括深静脉血栓形成（deep venous thrombosis，DVT）和肺血栓栓塞症（pulmonary thromboembolism，PTE），DVT和PTE是同种疾病在不同阶段的表现形式。

VTE是骨科大手术后发生率较高的并发症，也是患者围手术期死亡及医院内非预期死亡的重要因素之一。亚洲研究显示，未采取预防措施的情况下，全髋关节置换（THA）患者VTE发病率为25.6%，而全膝关节置换（TKA）患者VTE发病率可高达58.1%，大致和西方国家的发生率相当。国内也有研究报道THA患者和TKA患者VTE发生率分别为2.40%~6.49%、3.19%。国外学者研究发现，即便采取了有效的预防措施，各大关节置换术后患者的总体VTE发生率仍高，VDT与PTE的发生率分别达0.26%~1.30%和0.14%~4.60%。

创伤骨科患者是VTE的极高危人群，骨盆、髋部或长骨骨折的DVT发生率高，尤其是下肢股骨骨折、髋部骨折，文献报道VTE总发生率可达45%；急性脊髓损伤（spinal cord injury，SCI）患者DVT发生率可达100%，近端DVT发生率为17%~35%，损伤后1周出现PTE的比例为70%，最初2周风险最高，1年后PTE发生率为2.3%。国外研究显示25%的下肢骨折患者入院时凝血功能已发生紊乱，其DVT发生率高达8%~80%，PTE高达1%~10%。陆芸等调查发现，髋部骨折DVT总体发生率为15.7%；多中心研究显示，亚洲骨科患者术后VTE发生率为31.7%；亚洲一项由7个国家19个骨科中心开展的前瞻性流行病学研究指出髋部骨折术后DVT总发生率为42%，近端DVT发生率为7.2%。

脊柱术后VTE的发生率与其他骨科大手术相比明显降低，但因为手术过程中体位、时间、出血量及术后卧床时间影响，术后DVT的发生率仍在较高水平，且一般为无症状性DVT。因患者身体状况、手术类型及时间和创伤程度等因素的影响，脊柱术后DVT的发生率为3%~31%。对于急性脊髓损伤患者，术后如未及时采取预防措施，DVT的发生率高达81%~100%。

（黄　靖　刘晓艳　朱红彦　宁　宁）

第二节 加速康复下骨科患者静脉血栓风险筛查

VTE由于临床表现与实验室检查缺乏特异性，漏诊率与误诊率较高，被称为沉默的"杀手"。急性期一旦有血栓脱落转移至肺动脉造成肺栓塞,患者则面临猝死的风险。由此可见,早期评估辨识可能发生 VTE 事件的患者,并针对性采取血栓预防措施,是骨科加速康复围手术期管理必不可少的一项内容。

一、静脉血栓风险筛查常用工具

(一)团体风险评估模型

2008 年美国胸科医师学会(ACCP)预防指南将患者 VTE 风险总体上划分为低危、中危和高危 3 组。低危组:小手术可活动者;可完全自行活动的内科患者。中危组:一般手术,开放性的妇科或开放性的泌尿外科手术者;卧床休息或不舒适内科患者。高危组:髋关节或膝关节置换术、髋关节骨折的手术治疗者;重大创伤患者;脊髓损伤患者。团体风险评估为 VTE 的预防提供了框架性的指导。团体风险评估将患者分为广泛的风险类别,但忽略了个体的具体风险因素变化。

(二)个体风险评估模型

1. RAPT 风险评估模型　由美国 Greenfield 教授于 1997 年基于创伤患者的危险因素提出。该评估量表包含病史、创伤程度、医源性损伤及年龄 4 个方面的因素。其共 16 个项目,每个项目评分 2~4 分,根据患者评分多少将患者分为低危组(2~4 分)和高危组(≥5 分)。该评分的设计者 Greenfield 教授对该评分表进行临床应用,发现低危组患者发生 VTE 的风险约为高危组的 1/3。2000 年 Gearhar 等对 184 例骨科创伤患者运用 RAPT 风险评估模型进行前瞻性临床研究,发现低危组患者中无静脉血栓发生,评分大于 5 分的患者有较高的 VTE 发生率,其发生率为低危组的 2~3 倍,该团队认为对于低危组患者可以不给予任何处理措施,对高危组患者给予预防性的药物和物理措施预防血栓。RAPT 风险评估模型经过临床验证对 VTE 有很好的预测价值,可用于评估创伤患者发生静脉血栓的风险。

2. Caprini 风险评估模型　由美国教授 Caprini 在 1991 年首次设计并开展起来。随着对静脉血栓危险因素相关研究的不断深入,该工具也在应用中不断修正和发展。2005 年 Caprini 等对该模型进行了完善,完善后的评估模型包含患者的年龄、体重指数(BMI)、手术史、现病史、实验室检查等多个条目,每个条目为 1~5 分。总评分 0~1 分为低危风险,VTE 发生率小于 10%;2~3 分为中危风险,VTE 发生率为 10%~20%;4 分为高危风险,VTE 发生率为 20%~40%;≥5 分为极高危风险,VTE 发生率为 40%~80%,病死率为 1%~5%。同时该评估模型还根据不同的VTE 风险等级,推荐不同的预防和治疗措施。2010 年,Caprini 等对该评估模型进行了再次修订,新版本对患者手术时间、体重指数进行了细化。Shaikh 等对矫形外科 1598 例患者术前的 VTE 风险评估发现,Caprini 风险评估模型对 VTE 的高危人群有较高的敏感性;同时 Lobastov 等对脊柱创伤、脑部及腹部疾病患者进行 Caprini 风险评估模型评分,发现随着 Caprini 风险评估模型评分增高,DVT 的风险也在增加,并且对评分超过 11 分的患者采取有效的预防措施是有必要的。2016 版《中国骨科大手术静脉血栓栓塞症预防指南》选用 2010 版 Caprini 血栓风险因素评估表用于骨科患者 VTE 风险预测。

3. Wells 静脉血栓风险评估模型　由 Wells 于 1995 年通过总结既往文献资料及临床经验而设计，是目前临床上应用比较普遍的风险评估工具，包括 Wells DVT 及 Wells PTE 两个模型。Wells 静脉血栓风险评估模型仅需要病史、症状与体征，而不需要相应的辅助检查就可以进行危险分层，但 Wells PTE 中"除肺栓塞外其他诊断可能性小"这一变量的估计具有一定的主观性，需要足够经验来判断。Wells DVT 和 Wells PTE 对有症状的 VTE 具有较高的诊断意义，Wells DVT 已被国内《深静脉血栓形成的诊断和治疗指南》推荐，Wells PTE 也被纳入美国医师协会临床指南委员会《疑似急性肺栓塞患者的评估：最佳实践建议》和国内的《急性肺栓塞诊断与治疗中国专家共识》。

4. Autar 风险评估模型　由英国德蒙特福德大学的护理专家 Autar 基于静脉血栓形成的三大因素设计。该量表包括患者的年龄、体重指数、活动能力、创伤风险、手术风险、高危因素及特殊风险 7 个维度。每个项目赋值 1～7 分，将患者分为无风险（≤6 分）、低风险（7～10 分）、中风险（11～14 分）、高风险（≥15 分）。该量表的阳性预测值为 37%，阴性预测值为 83%，评定者之间信度为 0.98。Autar 风险评估模型因包含多个与骨科相关的影响因素，如骨盆及下肢创伤、使用助行器、激素治疗、骨盆及腰部以下部位手术等条目，对骨科手术患者具有较高的针对性。该量表能有效预警骨创伤患者围手术期 VTE 发生风险，有利于对中风险、高风险患者采取预防措施，降低患者围手术期及创伤患者 VTE 的发生率。

5. Padua 风险评估模型　由意大利帕多瓦大学的 Barbar 等研究设计。该模型由 11 个危险因素组成，其中活动性癌症、VTE 病史、活动度下降、血栓形成倾向的病情赋分为 3 分；创伤手术（1 个月内）赋分为 2 分；高龄（≥70 岁）、心/肺功能衰竭、急性心肌梗死/卒中、急性感染/风湿性疾病、肥胖（BMI≥30kg/m²）、正在进行激素治疗赋分为 1 分。总分>4 分为 VTE 高危人群，总分≤4 分为 VTE 低危人群。2012 年，ACCP 血栓预防指南推荐其在内科住院患者中应用。但国外一些学者对 Padua 风险评估模型低高危分界值的划分及预测分层有效性提出了争议，认为不能只单纯依靠 Padua 风险评估模型预测的分层制订预防治疗措施。国内应用该量表对慢性阻塞性肺疾病急性加重期患者进行 VTE 风险评估分层并给予预防性干预，能够充分评估风险，大大减少发生率和死亡率。

6. Rogers 评分模型　由美国 Rogers 教授在 2007 年建立，发表于《美国外科医师学会杂志》，建立该模型的数据来自 183 069 例外科患者。该模型分为非常低危、低危、中危、高危 4 个级别。但是该模型建立后还没有得到充分的临床验证。该模型存在一些缺陷，纳入的患者不全是未采取预防措施的患者，包含了部分本身已经采取 VTE 预防措施的患者。

7. Khorana 预测模型　最初由美国罗切斯特大学医学院的 Khorana 教授及其团队于 2007 年发展并进行验证，共包含 5 个条目，赋值 1 分或 2 分不等，根据评分结果分为低危、中危、高危 3 个风险等级。该模型在肿瘤患者中应用较为广泛，对肿瘤患者有较高的特异性，对门诊、住院的肿瘤与化疗患者均推荐应用该工具。Khorana 预测模型评估条目少，使用方便，目前已经应用于美国、法国、意大利等诸多国家，研究人群包括脑瘤、急性胰腺癌、胃肠癌、肺癌、卵巢癌等患者。美国国家综合癌症网络（NCCN）

2017 年发布的 NCCN 临床实践指南和欧洲肿瘤内科学临床实践指南中均推荐使用 Khorana 预测模型。

二、骨科围手术期静脉血栓风险筛查流程

鉴于血栓风险筛查量表众多，为了统一并同质化管理，四川大学华西医院于 2018 年在医院信息系统中上线 Caprini 量表。在综合评价各个量表对骨科患者 VTE 预测效果的基础上，四川大学华西医院骨科均采用 Caprini 量表对围手术期患者进行血栓风险评估与筛查（图 6-1）。

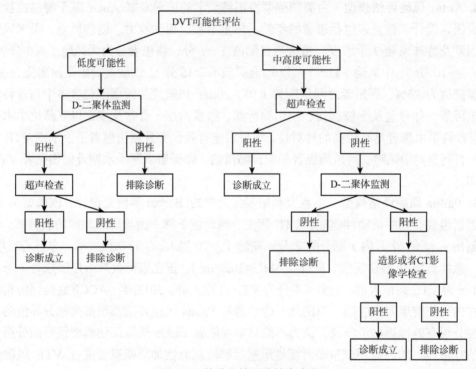

图 6-1　静脉血栓风险筛查流程

对于骨科入院治疗的患者，均应进行血栓风险筛查。评估时机包括入院后 24 小时内、术后 24 小时内、出院前及病情发生变化时。首先由责任护士对患者进行 VTE 风险筛查。若患者为高危，则在患者对应电子床位图上系统自动标识一个红色"栓"字。主管医师看到提示后，除常规进行 D-二聚体监测外，进一步进行超声检查以排除 VTE。若患者确诊 VTE，则立即给予溶栓等对症治疗。若未确诊 VTE，则采用 Caprini 量表动态评估患者，根据评估结果判断是否进行 D-二聚体监测与超声检查，并采取相关预防措施。

（余　琴　刘晓艳　朱红彦　陈佳丽）

第三节　加速康复下骨科患者围手术期静脉血栓防控

一、成立骨科多学科血栓防控管理小组

多学科合作是加速康复实践的基石，故纳入包括骨科、血管外科、呼吸科、营养科、康复科、实验医学科等多学科专家，成立骨科多学科血栓防控管理小组。小组成员各司其职，共同完成加速康复下骨科患者的静脉血栓防控。其中，骨科医师全面统筹血栓防控管理；术中实施微创化手术，减少血管壁损伤，缩短手术时间，减少患者术中制动时间；合理应用镇痛、抗凝药，安全有效防控血栓。血管外科专家负责规范骨科不同疾病患者阶梯式防栓路径；执行导管溶栓、静脉滤器植入、手术取栓术等，以保障已患血栓者安全。呼吸科专家指导骨科患者进行睡眠呼吸暂停综合征筛查，以及时纠正缺氧，延缓血栓前状态进程；辅助骨科待入院患者戒烟，减少血小板损伤。营养师负责纠正骨科肥胖患者不良饮食习惯，控制体重，降低血脂水平；开发适合骨科患者围手术期使用、富含高纤维素的防栓餐。实验医学科专家践行 VTE 相关实验室检查指标危急值报告制度；并建立骨科患者凝血检查绿色通道。血栓防控专科护士负责落实骨科患者血栓筛查及评估；标识并报告高危患者；落实患者健康宣教；沟通与监督组间成员工作落实情况，并定期反馈总体血栓防控情况。

二、明确分级阶梯式血栓防控路径

阶梯式血栓防控主要包括基础预防、物理预防、药物预防，根据患者在围手术期的不同阶段并结合血栓风险筛查结果、相关实验室检查指标，采取对应的集束化血栓防控策略。

（一）基础预防措施

注重预防静脉血栓知识宣教，应用讲解、案例、图片等方式，告知患者及其家属预防静脉血栓的重要性。根据患者情况，鼓励其下床活动，避免卧床。病情允许的情况下，指导患者多饮水，围手术期每天饮水量>2000ml，达到稀释血液、避免血液浓缩的目的。建议改善患者生活方式，指导患者戒烟、戒酒；指导患者进食防栓餐，合理饮食，预防便秘，控制血糖、血脂等。同时注重患者功能锻炼指导，对于能主动进行功能锻炼的患者给予鼓励与监督，对于不能主动锻炼的患者给予被动功能锻炼。骨科患者血栓防控功能锻炼主要包括主/被动髋膝关节屈伸活动、主/被动踝关节屈伸活动、主/被动双足旋转运动、被动挤压小腿肌群、踝泵运动。

（二）物理预防措施

物理预防即机械预防，是预防 DVT 发生的重要措施之一，是利用充气或外力加压原理，

通过挤压相关部位，促进血液流动，减缓静脉淤滞，减少术后 DVT 的发生，常用机械装置主要包括梯度压力弹力袜（graduated compression stockings，GCS）、间歇充气压力泵（intermittent pneumatic compression，IPC）、足底静脉泵（venous foot pumps，VFP）等。中华医学会最新指南指出，对于深静脉血栓低危患者，可单独使用机械措施预防。另外相比药物预防措施增加患者出血风险而言，对于出血高危人群，不推荐使用药物预防，建议首选机械预防措施，待相关出血风险降低后再采取药物预防措施。由此可见，机械装置因其安全性和有效性逐渐发挥着不可替代的作用。对患侧肢体无法或不宜采用物理预防措施的患者，可在对侧肢体实施预防。应用前宜常规筛查禁忌，重点筛查排除患者是否已患血栓。

（三）药物预防措施

常用的药物包括注射药物（依诺肝素钠注射液、那屈肝素钙注射液）与口服药物（华法林钠片、利伐沙班片）。其中，注射药物适用于需迅速抗凝者，用于预防静脉血栓栓塞性疾病，特别是与骨科或普外科手术有关的血栓形成；治疗已形成的深静脉血栓，伴或不伴有肺栓塞，临床症状不严重，不包括需要外科手术或溶栓药治疗的肺栓塞。口服药物在需长期维持抗凝时选用，适用于择期髋关节或膝关节置换手术的成年患者，以预防静脉血栓形成（VTE）；用于治疗成人深静脉血栓形成（DVT），降低急性 DVT 后 DVT 复发和肺栓塞的风险；用于具有一种或多种危险因素（高血压、糖尿病、充血性心力衰竭、年龄＞75 岁、卒中或短暂性脑缺血发作病史）的非瓣膜性心房颤动成年患者，以降低卒中和全身性栓塞的风险。药物预防期间应做好用药指导，密切观察患者有无出血倾向，同时遵医嘱监测凝血、肝肾功能等。

（廖　霞　朱　娟　朱红彦　宁　宁）

第四节　加速康复下骨科患者围手术期多学科
静脉血栓处置

一、急性深静脉血栓的处理流程

骨科患者若在术前筛查中确定已患血栓，对于新鲜近端的 DVT，如需急诊或限期手术，建议放置下腔静脉滤器后手术，无抗凝禁忌者给予抗凝治疗；如无须急诊或限期手术，对于无抗凝禁忌者，给予抗凝治疗 4～6 周后手术，对于有抗凝禁忌者，建议放置下腔静脉滤器，1 周后再评估：如抗凝禁忌已不存在，则给予抗凝治疗 4～6 周后手术治疗，如仍存在抗凝禁忌，则结合此时是否需急诊或限期手术判断是否在放置下腔静脉滤器后手术治疗。症状严重甚至出现股青肿的患者需要进行手术取栓治疗。

（一）保守治疗

一旦下肢形成深静脉血栓，患者应绝对卧床休息，做到患肢禁止按摩、禁止热敷、禁止输液和减少活动，避免用力排便以防血栓脱落导致肺栓塞发生。同时，患肢必须抬高到心脏平面以上，以促进血液回流，减轻下肢肿胀。根据血栓的机化时限（较大血栓完全机化需要 2 周），为了减小血栓脱落风险，卧床时间通常持续约 2 周。2 周后，穿梯度压力弹力袜或用弹性绷带包扎患肢，在医师指导下逐步开始下床活动，可加速组织消肿。

（二）抗凝疗法

抗凝疗法主要是防止血栓形成和扩散，对已经形成的血栓没有治疗作用。常用药物为肝素和双香豆素。由于双香豆素起效缓慢，为维持抗凝作用，通常首先使用肝素，然后再使用双香豆素，抗凝周期通常维持约 2 个月。

（三）溶栓治疗

溶栓治疗主要利用溶栓药物激活纤溶酶原（尤其是血栓中的纤溶酶原），将其转化为纤溶酶并溶解纤维蛋白，促进血栓溶解。临床上常用的溶栓药为链激酶和尿激酶，使用最广泛的尿激酶通常用量为 60 000～400 000U/d。一般认为，溶栓疗法在发病后 1 周内使用效果最好，对于深静脉血栓形成在 1 个月以上的患者，其作用明显降低。溶栓给药的方法取决于血栓的位置和程度。给药方法分为全身给药、患肢的外周静脉给药和通过导管的选择性给药。

（四）经皮机械-药物血栓切除术

经皮机械-药物血栓切除术需血管外科与影像介入科配合，创伤小，技术要求高。

（五）深静脉血栓摘除术

深静脉血栓摘除术适用于严重髂-股静脉血栓且溶栓治疗无效或存在溶栓禁忌，特别是合并股青肿可能出现患肢坏疽者；由介入手术或静脉感染导致的脓毒性深静脉血栓患者。

（六）下腔静脉滤器

目前认为，下腔静脉滤器本身对 DVT 的治疗无任何作用，它的意义在于预防 DVT 治疗中尤其手术中血栓脱落导致致命性肺栓塞的发生。与传统手术相比，滤器的最大优势在于不影响下腔静脉血液回流，同时滤器均是通过特有的释放导管经外周静脉放置，因此创伤小，病死率明显下降。

二、急性肺栓塞的处理流程

（一）一般处理措施

当患者出现不明原因的呼吸困难、胸痛、咯血、晕厥、休克（收缩压<90mmHg，脉

压增加，心率加快、颈静脉充盈或搏动等＝，或伴有单侧或双侧不对称下肢肿胀、疼痛时，需高度怀疑肺栓塞，应将其置于重症监护室，密切监测患者的呼吸、血压、心率、静脉压、血气分析和心电图。患者需要绝对卧床休息，保持排便通畅，避免用力，同时进行镇静、镇痛和止咳治疗。目的是防止栓子再次脱落。

（二）呼吸系统支持

呼吸内科及心内科协助处理，维持呼吸循环稳定，具体包括：保持呼吸道通畅；观察呼吸频率和节律；监测通气功能、机械通气、呼吸力学、血流动力学、氧代动力学；降低肺动脉压，恢复肺血管的张力、阻力和压力，增加心排血量，纠正右心衰竭。

（三）抗凝治疗

对于临床疑诊急性肺栓塞者，若无禁忌证，即应开始抗凝治疗。抗凝是肺栓塞的基本治疗方法，可以有效降低肺栓塞患者的死亡率。它不仅是肺栓塞患者的主要治疗方法，还是在进一步检查或等待结果时发生肺栓塞高风险患者的预防措施。常用的抗凝药包括肝素和华法林。肝素治疗期间需观察患者过敏反应、出血情况等。个别患者在用药过程中会出现血小板减少，因此每2～3天应监测1次血小板计数，以防发生肝素引起的血小板减少症。

（四）溶栓治疗

血栓溶解速率要快，迅速使栓塞肺动脉再通，恢复肺血流灌注，减少肺栓塞病死率；减少休克等相关并发症；对于血压和右心功能正常的肺栓塞患者，应减少病死率和复发率；溶解外周血液循环中小栓塞，改善运动试验血流动力学反应，改善肢体肿胀或缺血症状。溶栓的时间窗在14天内。最佳溶栓效果是发病48小时内。但溶栓治疗的主要并发症为出血，治疗前需评估出血相关风险，掌握好溶栓治疗的适应证、绝对禁忌证和相对禁忌证（表6-1），最好在血管外科或血液内科医师的指导下进行。

表6-1 溶栓治疗的禁忌证

绝对禁忌证	相对禁忌证
活动性或近期内脏出血	10天内严重创伤
颅内出血	颅内肿瘤
有出血性脑卒中病史	有非出血性脑卒中病史
颅内或脊柱创伤或外科手术者	10天内的大手术、分娩、器官活检和不能压迫部位的血管穿刺
3周内有重大外伤、手术或头部外伤史	年龄>75岁，尤其是低体重女性患者
3个月内脑血管事件	未得到控制的重度高血压
	细菌性心内膜炎
	严重凝血障碍（血小板计数<100×10^9/L＝
	近期曾进行心肺复苏
	严重的肝功能不全、肾功能不全者

三、已患血栓患者健康宣教

患者出现下肢肿胀、疼痛时，嘱患者绝对卧床休息，保持患肢高于心脏水平 20～30cm，避免在腘窝下单独垫软枕。肌间静脉血栓患者患肢抬高 20～30cm，无须制动，勤观察。腘静脉血栓、髂-股静脉血栓患者应绝对卧床休息，患肢避免挤压、按摩，用力叩击；严禁冷热敷；严格制动，警惕栓子脱落导致肺栓塞。

在抗凝溶栓期间，嘱患者观察有无出血征象，如鼻腔出血、牙龈出血、皮下出现出血点、瘀斑、血尿、黑便等。溶栓后不宜过早下床活动，患肢不能过冷、过热，以免部分溶解的血栓脱落致肺栓塞。

多进食低脂、低糖、多维生素、清淡饮食，如蔬菜（黑木耳、海带、洋葱）、水果（西红柿、苹果）。每天饮水量＞2000ml。忌食辛辣肥腻食物及禁饮咖啡和浓茶，以免增加血液黏稠度；忌食过硬、过咸食物，以免损伤刺激口腔黏膜；控制饮食中脂肪的摄入量。穿着宽松合适的衣物，避免过紧而引起静脉回流受阻。根据病情进展，在医务人员指导下运动，主要为主动活动、早期下床活动等。

（唐婷婷　刘晓艳　朱红彦　宁　宁）

第五节　骨科深静脉血栓高风险者/血栓患者随访管理

出院后随访管理是加速康复外科模式的重要一环，有利于控制并发症及病死率，更好地保障加速康复外科模式安全推行。VTE 风险在出院后仍然存在，约 3/4 的医院相关 VTE 事件发生于出院后，故对骨科深静脉血栓高风险/已患血栓患者而言，出院随访至关重要。出院后通过用药指导、用药不良反应的监测、功能锻炼、相关知识宣教等延伸服务，促进患者积极应对血栓，改善不良生活习惯，从而改善患者预后，促进加速康复。

一、出院前管理

（一）出院前

遵医嘱复查凝血时间，行下肢动静脉彩超检查，进行高危筛查。

（二）患者防栓健康宣教

1. 饮食习惯　每天饮水量＞2000ml，进食低脂、低糖、多维生素、清淡饮食；忌食辛辣肥腻食物及禁饮咖啡和浓茶，以免增加血液黏稠度；忌食过硬、过咸食物，以免损伤刺激口腔黏膜；控制饮食中脂肪的摄入量，增加运动量，降低血脂、血糖、血压和血液黏稠度。

2. 生活习惯　养成每天吃早餐的习惯。因为不吃早餐的人血小板更容易凝集，容易形成血栓；勤锻炼；保持大便通畅，预防便秘，以免用力过度致腹内压增高，引起下肢静脉回流受阻；避免用过紧的腰带及穿过紧的衣物；戒烟戒酒，因为尼古丁刺激引起静脉收缩；练习深呼吸，利于血液循环。

3. 功能锻炼　如病情允许，尽早下床活动，严格要求卧床的患者根据情况在医生指导下进行床上运动，尤其是双下肢的活动。四肢肌力≥3级时，可做主动活动，如双上肢握拳、屈肘，扩胸运动等；四肢肌力<3级时，肢体进行被动运动，如下肢踝泵运动、小腿肌群环形按摩、屈膝屈髋运动，促进血液回流。注意已患血栓的患者应严格遵医嘱或根据定期复查结果在医生指导下进行功能锻炼。

4. 体位　抬高双下肢高于心脏水平20～30cm，避免在腘窝下单独垫软枕。

5. 患者及其家属病情观察　注意观察双下肢有无肿胀或有无不对称肿胀，感觉有无疼痛，以及皮肤温度有无变化、色泽有无变化；特别注意有无胸闷、胸痛、呼吸困难、心率增快、烦躁不安等肺栓塞症状，若同时伴有血压进行性下降，应高度怀疑肺栓塞的可能，立即就诊。

6. 急性症状的观察　肢体突然肿胀，有压痛，将足背急剧弯曲时，可引起小腿肌肉深部疼痛、浅静脉曲张、肢端皮肤颜色发生改变，提示可能发生下肢深静脉血栓；突然出现胸痛、呼吸困难、咯血、晕厥、发热等异常情况，提示可能发生肺栓塞，告知患者及其家属，如出现以上症状，应立即就医。

二、出院后随访管理

（一）随访流程

出院前，根据患者病情制订随访计划，建立血栓随访信息档案，资料包括姓名、年龄、单位、住址、联系电话、入院诊断、住院诊疗记录、出院诊断、出院转归、治疗方案、重要检查指标、每次随访情况及随访结局。同时向患者发放相关健康教育手册，强化患者血栓相关知识。

出院当天，向患者介绍随访具体方法（电话随访、门诊随访、网络随访），并邀请患者加入血栓高危患者交流群。

根据前期制订的随访计划，一般出院后1个月通过电话随访询问患者病情，了解防栓用药情况，提醒患者按时门诊随访复查；出院后3个月门诊随访，查看患者凝血、彩超检查结果；出院后6个月电话随访，指导用药，并追踪防栓疗效。同时对于出院抗凝治疗中存在的问题，专人在患者微信交流群中进行解答回复。

（二）随访内容

抗凝药用药指导：根据《中国骨科大手术静脉血栓栓塞症预防指南》和美国胸科医师学会指南，髋关节置换、膝关节置换术后患者如能双下肢完全负重无跛行行走，术后抗凝10天左右即可；如患者术后早期术侧肢体暂不能完全负重或有跛行，则需延长使用抗凝药物时间，最长可用至术后 35 天。对于已经发生血栓的患者，术后抗凝应持续至术后 6 个月。新型口服抗凝药是患者出院后预防血栓的主力军。出院时遵医嘱出院带药[阿哌沙班或利伐沙班（拜瑞妥）]，指导患者及其家属注意用药期间的病情观察，注意观察牙龈、口腔和鼻腔黏膜有无出血；有无黑便、咖啡样或血性呕吐物，有无意识模糊、偏瘫、失语等；有如上出血症状时，应停止口服抗凝药，及早到医院治疗。

（阿　各　刘晓艳　廖　霞　陈佳丽）

参 考 文 献

刘风林，张太平，2016.中国普通外科围手术期血栓预防与管理指南.中华外科杂志，54（5）：321-327.

田伟，2016.中国骨科大手术静脉血栓栓塞症预防指南.中华骨科杂志，36（2）：65-71.

中华医学会重症医学分会，2009.ICU 患者深静脉血栓形成预防指南（2009）.中华内科杂志，48（9）：788-792.

Gephart MG，Zygourakis CC，Arrigo RT，et al，2012. Venous thromboembolism after thoracic/thoracolumbar spinal fusion. World Neurosurg，78（5）：545-552.

Glotzbecker MP，Bono CM，Wood KB，et al，2009. Thromboembolie disease in spinal surgery：a systematic review. Spine，34（3）：291-303.

Hanes E，2013. Deep vein thrombosis. Nursing，43（8）：43.

Lee SY，Ro DH，Chung CY，et al，2015. Incidence of deep vein thrombosis after major lower limb orthoPTEdic surgery：analysis of a nationwide claim registry. Yonsei Med j，56（1）：139-145.

Oda T，Fuji T，Kato Y，et al，2000. Deep venous thrombosis after posterior spinal surgery. Spine，25（22）：2962-2967.

Smith JS，Fu KMG，Jr DWP，et al，2010. Complication rates of three common spine procedures and rates of thromboembolism following spine surgery based on 108，419 procedures：a report from the Scoliosis Research Society Morbidity and Mortality Committee. Spine，35（24）：2140-2149.

Takahashi H，Yokoyama Y，Lida Y，et al，2012. Incidence of venous thromboembolism after spine surgery. J Orthop Sci，17（2）：114-117.

Wang T，Yang SD，Huang WZ，et al，2016. Factors predicting venous thromboembolism after spine surgery. Medicine，95（52）：e5776.

第七章 加速康复下骨科患者围手术期疼痛管理

第一节 骨科围手术期疼痛概述

一、加速康复与围手术期疼痛管理

疼痛是一种与组织损伤或潜在组织损伤相关的感觉、情感、认知和社会维度的痛苦体验，是机体对损伤或潜在损伤的重要反射信号和不愉快体验。2001 年，世界卫生组织将疼痛列为继体温、脉搏、呼吸、血压四大生命体征之后的第五大生命体征。疼痛是影响患者术后康复的重要因素之一，是临床最常见和最急需处理的并发症，可引起胃肠道功能紊乱，因患者不愿早期下床和进行康复锻炼，疼痛甚至造成血栓、心肺并发症及切口愈合延迟等一系列并发症，进而影响患者术后功能的恢复、延长住院时间、增加医疗费用，甚至可能发展为难以控制的慢性疼痛，使患者无法参与正常的日常生活和社交活动。

良好的疼痛管理是加速康复计划中一个重要环节，也是早期下床活动及早期口服营养的必要前提，可以减少手术应激反应，促进患者加速康复，缩短住院时间，提高患者住院满意度及生活质量。1997 年，在丹麦外科医生 H. Kehlet 首次提出通过多模式、多途径、集成综合的方法减少创伤及应激反应的加速康复理念中，充分有效且安全的镇痛是实现加速康复五大核心环节之一。2001 年 H. Kehlet 继续提出无痛和无风险的手术是外科领域未来的发展方向。因此围手术期疼痛管理在加速康复外科中扮演了重要的角色，优化疼痛管理是其中重要环节。

二、骨科围手术期疼痛现状

疼痛是骨科患者最常见的主诉之一，根据持续时间不同分为急性疼痛和慢性疼痛。急性疼痛通常与骨骼肌肉系统、神经系统的外力或其他损伤相关，如术后疼痛或创伤性疼痛、感染源性疼痛等。慢性疼痛主要受慢性退行性病变的影响或由神经损伤造成，如骨关节炎引起的关节疼痛、脊柱源性疼痛、术后慢性持续性疼痛和癌性疼痛等。

骨科手术治疗所造成的急性疼痛发生率近乎100%（表 7-1）。在不同类型的外科手术患者研究中显示，骨科术后疼痛强度仅次于产科疼痛，位列第二。有研究显示，82%的患者在手术后至出院后 2 周存在术后疼痛，这些患者中的 86%为中到极重度疼痛，疼痛持续时间短，但较剧烈，对心、肺、脑、胃肠功能等都有较大影响。研究调查发现，术后 3 个月48%的骨科手术患者存在持续性疼痛，其中 43%存在神经病理性疼痛。

表 7-1 骨科常见手术的术后疼痛程度

疼痛程度	骨科手术类型
轻度疼痛	关节清理术、局部软组织手术、内固定取出术等
中度疼痛	关节韧带重建术、脊柱融合术、椎板切除术等
重度疼痛	骨肿瘤手术、关节置换术、骨折内固定术、截肢术等

尽管骨科围手术期疼痛十分常见，但术后镇痛却严重不足。一项随机调查了 146 例住院手术成年患者的研究发现，虽然术后疼痛患者中 93%都接受了镇痛药物治疗，但第一次药物治疗后仍有 82.3%的患者报告疼痛，出院后仍有 87.9%的患者报告疼痛，疼痛控制远未达到患者要求。有研究分析发现，疼痛、眩晕和全身乏力是骨科患者术后延迟出院的主要因素，其中疼痛是第一因素。因此有必要对现有疼痛管理进行改良，在加速康复理念的指导下，不断优化骨科围手术期疼痛管理流程，提高疼痛管理效果，促进患者加速康复。

（李鹏程　张月儿　李　静　宁　宁）

第二节　加速康复下骨科患者围手术期疼痛管理目标与原则

一、加速康复下骨科围手术期疼痛管理目标

围手术期疼痛管理目标主要包括两个方面，即缓解术前由原发疾病引起的疼痛和术后由手术创伤引起的疼痛，包括：

（1）术前缓解由原发性疾病带来的疼痛，增加患者手术耐受力。

（2）减轻术后疼痛，更早地开展康复训练，改善活动功能。

（3）降低术后并发症，缩短住院时间，促进患者加速康复。

（4）提高患者住院满意度及术后生活质量。

二、加速康复下骨科围手术期疼痛管理原则

（一）重视疼痛宣教

（1）对医护人员进行疼痛相关知识宣教，纠正医护人员错误的疼痛认知，以正确的态度和方法对待疼痛患者。

（2）患者常对疼痛有恐惧、焦虑心理，且对疼痛有错误认知。因此需要给患者介绍手术过程、可能发生的疼痛和对疼痛采取的预防措施，纠正患者对疼痛的错误认知，消除患者的焦虑，提高患者主动镇痛意识，得到患者的配合，达到理想的减轻疼痛的效果。

（二）重视疼痛评估

对于围手术期疼痛，通常采用视觉模拟评分法（VAS）或数字分级评分法（NRS）评估，并全面结合患者情况，进行综合评估。

（三）预防性镇痛

预防性镇痛，即常说的超前镇痛，是在疼痛发生之前采取有效的措施，并在围手术期全程给予适当的预防性措施，以减轻围手术期有害刺激造成的外周和中枢敏化，降低术后疼痛强度，减少镇痛药物的需求，进而减少镇痛药物的副作用，促进患者加速康复。预防和抑制中枢敏化是预防性镇痛的核心。推荐在伤害性刺激（手术刺激）发生前使用快速通过血脑屏障抑制中枢敏化的药物，有利于打断疼痛链，降低术后疼痛程度。术前镇痛措施主要包括使用不影响血小板功能药物，如对乙酰氨基酚、塞来昔布及镇静或抗焦虑药物。

（四）多模式镇痛

多模式镇痛是指在单一药物不能达到理想的镇痛效果时，将作用机制不同的药物组合在一起，发挥镇痛的协同或相加作用，降低单一用药的剂量和不良反应，同时可以提高对药物的耐受性、加快起效时间和延长镇痛时间。手术后疼痛是多因素的，主要有内脏痛、切口痛及炎症性疼痛。正因为如此，近年来外科领域和麻醉领域越来越提倡多模式镇痛，以达到良好的镇痛效果，促进患者加速康复。多模式镇痛应为多个阶段（术前、术中、术后）、多种途径（外周、局部、脊髓水平、脊髓上水平）、多种药物（阿片类药物、非甾体抗炎药、局部麻醉药等）联合镇痛。目前，骨科围手术期多模式镇痛包括口服或注射药物、神经阻滞、切口周围注射药物、物理治疗镇痛，必要时联合椎管内麻醉和患者自控镇痛，应注意避免重复使用同类药物。

（五）个体化镇痛

不同患者对疼痛和镇痛药物的反应存在个体差异，因此镇痛方法应因人而异，不可机械地套用固定的用药方案，也就是固定的镇痛药物使用方案，应在患者应用预防性镇痛药物后，按时评估镇痛疗效，及时调整药物种类、剂量及用药途径。还可根据患者自身情况，辅以非药物治疗，如音乐疗法、物理治疗、健康宣教等。个体化镇痛的最终目标是应用最小的药物剂量达到最佳的镇痛效果。

（李鹏程　张月儿　邱娅茜　宁　宁）

第三节　加速康复下骨科患者围手术期疼痛评估

一、疼痛评估原则

疼痛评估是进行有效疼痛控制和管理的首要环节，也是加速康复围手术期疼痛管理中不可缺少的一环。评估不仅可以判断疼痛是否存在，还有助于评价镇痛方案的治疗效果。疼痛评估需要将患者的主观感受转换为医护人员可直观看到的资料，因此需要遵循以下原则以获取最接近患者的疼痛感受。

（1）评估时要重视患者的主诉，相信患者所言，并鼓励患者及时充分表达自己的疼痛感受及相关病史。

（2）针对不同的群体采用不同的评估方法。疼痛评估时可以搜集患者疼痛的相关信息，另外要动态评估疼痛的开始时间，是持续性疼痛还是间断性疼痛，疼痛部位、性质、程度、持续时间、治疗效果及转归；再评估疼痛的病史、对生活质量的影响及相关的体检和检查；重视评估患者的精神心理状态。

（3）疼痛评估应贯穿患者整个住院期间，医护人员应主动询问患者疼痛情况，常规评估疼痛病情。

（4）全面综合评估患者疼痛病史，包括疼痛部位及范围、疼痛性质、疼痛程度、疼痛发作的相关因素、疼痛对生活质量的影响、疼痛的治疗史。

（5）在对患者进行初步疼痛评估以后，需根据患者的疼痛情况、治疗计划等实施动态常规的疼痛评估。

二、疼痛评估工具

目前在国际上使用的疼痛评价量表种类繁多，各有优缺点，临床上可根据患者的特点及实际情况，选择有效、可行的方法，常用的疼痛评估工具介绍如下。

（一）数字分级评分法

数字分级评分法（numerical rating scale，NRS）是应用范围最广的评估量表，该评分法将一条直线平均分成 10 份，用每个点表示疼痛程度，从 0 到 10 逐渐加重，0 分为无痛，1～3 分为轻度疼痛，4～6 分为中度疼痛，7～9 分为重度疼痛，10 分为剧痛，由患者选出一个最能代表其疼痛强度的数字（图 7-1）。

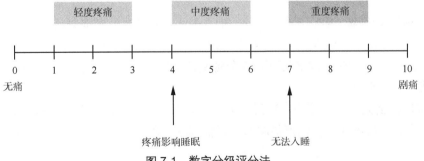

图 7-1　数字分级评分法

（二）视觉模拟评分法

视觉模拟评分法（visual analogue scale，VAS）是各种痛觉评分法中最灵敏的方法，该评分法是画一条 10cm 的直线，两端分别用文字标明"不痛"和"剧痛"。一端为 0，表示"无痛"；另一端为 10，表示"剧痛"；让患者根据自己的疼痛感受在线上标出疼痛程度（图 7-2）。该评分法不仅使医师和护士能确切地掌握患者疼痛的程度，而且有利于评估疼痛控制的效果。

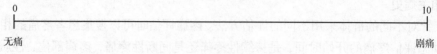

图 7-2　视觉模拟评分法

此外，常使用的疼痛评估方法还包括 Wong-Banker 面部表情量表法、言语描述疼痛量表、长海痛尺、行为疼痛评估、ID Pain 量表等。

三、疼痛评估方法

疼痛评估是获取患者疼痛情况的首要步骤，也是实施疼痛管理方案的重要依据，而在加速康复实施过程中，对于疼痛评估，应更加专业与全面，以利于更好地构建与评价围手术期疼痛管理方案。

（一）评估的时机

1. 常规评估　患者住院期间每天常规评估疼痛情况。

2. 及时评估　在患者自诉疼痛加重时应及时进行评估。

3. 复评　爆发痛患者进行治疗后，应按规定时间及时复评。

（二）评估的要点

评估要点包括判断疼痛的时间、程度、部位、发生频率、性质及区别静息痛和活动痛。

（三）评估的频率

1. 术前评估频率　疼痛评分≤3 分，推荐每天评估 2 次，并做好记录；评分 4～6 分，每 8 小时评估 1 次；评分≥7 分，每 4 小时评估 1 次。当评分≥4 分时，需通知医师，给予镇痛药物，并进行复评。静脉给药后 15 分钟复评 1 次，肌内注射给药后 30 分钟复评 1 次，口服给药则为 1 小时。

2. 术后评估频率　推荐手术当天及术后 1 天每 4 小时评估 1 次；术后第 2 天，每 8 小时评估 1 次；术后第 3 天，则评估同术前评估频率。术后疼痛复评及记录同术前。

（李鹏程　张月儿　李　静　宁　宁）

第四节　加速康复下骨科患者围手术期镇痛常用方法

一、药物治疗

（一）常规镇痛药物治疗

药物治疗是疼痛治疗中最常用的方法，常用药物主要包括非甾体抗炎药、阿片类药物、辅助用药（抗惊厥药、镇静催眠药）等。加速康复下骨科围手术期疼痛用药提倡以非甾体抗炎药作为术后镇痛药物基础，与阿片类药物及抗惊厥药联合使用，发挥镇痛的协同或相加作用。此外还应重视术后可能出现的神经痛，术后急性神经病理性疼痛的诊断和随后的适当治疗可以预防慢性疼痛的发生。在足量规律使用非甾体抗炎药的基础上，联合使用肌松药（如盐酸乙哌立松）、神经修复药（如甲钴胺）和抗惊厥药（如普瑞巴林、加巴喷丁等）进行神经根性疼痛管理。药物的使用要注意疼痛的特点，特别是明确疼痛的原因、性质、程度、部位及对镇痛药物的反应。给药的途径有口服、注射、外用等，给药后应注意观察用药效果及药物的不良反应，如出现不良反应，及时处理。

（二）切口周围注射"鸡尾酒"疗法

切口周围注射多种药物混合制剂，以达到术后预防性镇痛的目的，类似于含有多种成分的鸡尾酒，故又称"鸡尾酒"疗法。"鸡尾酒"主要以罗哌卡因为主，可联合肾上腺素和糖皮质激素。"鸡尾酒"疗法常用于加速康复下髋膝关节置换术，是多模式镇痛中的一环，通过药物协同作用达到满意的镇痛效果，促进患者加速康复。

（三）患者自控镇痛

患者自控镇痛（patient-controlled analgesia，PCA）主要优势在于镇痛药物的剂量由患者控制，患者可根据自身疼痛耐受情况调整药物剂量。PCA 的药物选择一般以不同作用强度的阿片类药物为主，如联合使用吗啡和芬太尼。PCA 的缺点在于阿片类药物可引起胃肠道反应和中枢神经系统抑制。

（四）周围神经阻滞

周围神经阻滞是通过周围神经鞘膜注入麻醉药物，阻断疼痛信号在周围神经的传导达到镇痛效果。有研究显示，神经阻滞在关节置换术围手术期有良好镇痛效果，效果优于单纯口服药物镇痛，且降低药物的不良反应，因此该方法也被纳入加速康复围手术期多模式镇痛中。神经阻滞的不足在于局部麻醉药物可能会同时阻断支配关节活动的运动神经元，从而影响术后康复锻炼。

二、物理治疗

（一）电刺激镇痛疗法

电刺激镇痛疗法包括经皮神经电刺激疗法、经皮脊髓电刺激疗法、脊髓刺激疗法等。

（二）冷疗

冷疗常通过止血或减慢出血速度，并产生低温，缓解痉挛而减轻疼痛，常用于术后。

（三）热疗

热疗可以提高痛阈；也可使肌张力降低，从而减轻肌肉痉挛；促进血管扩张，增加血液循环，促进炎症吸收。

三、其他治疗措施

（一）心理治疗

疼痛作为一种主观感受，心理因素对疼痛的性质、程度、反应、镇痛效果都会产生影响，因此对患者心理的相关治疗也很重要，必要时可以采取认知行为疗法、放松训练、暗示疗法、音乐疗法等进行治疗。

（二）中医疗法

中医疗法包括针灸、推拿、床旁超声导入治疗等。

（李鹏程　张月儿　李　静　宁　宁）

第五节　加速康复下骨科患者围手术期疼痛管理流程

控制围手术期疼痛是促进患者加速康复的重要方法。骨科术后疼痛包括切口周围疼痛与神经根性疼痛，与其他类型手术相比，疼痛程度更严重，因此需制订更加完善的围手术期疼痛管理方案。依据加速康复理念并结合预防性镇痛、多模式镇痛和个体化镇痛模式，在骨科手术术前、术中和术后 3 个阶段，根据术前疼痛评估，制订预防性镇痛和治疗性镇痛方案，并随时进行疼痛评估和调整疼痛管理流程。

一、加速康复下骨科患者围手术期术前疼痛管理

（一）设立疼痛管理小组

在科室设立疼痛管理小组，组员包括护士长、骨科医生、责任护士、麻醉师、康复师、阳光天使（心理护士）及兼职疼痛护士，此小组人员共同制订和管理患者围手术期镇痛方案。

（二）术前疼痛宣教

（1）向患者介绍加速康复外科理念、围手术期疼痛管理的重要性及围手术期疼痛管理的安排和计划。

（2）术前应对患者及其家属进行疼痛知识相关健康宣教，消除患者及其家属对疼痛的错误认知，让其积极告知并配合医务人员的疼痛管理工作；简要介绍住院期间患者的疼痛管理方案，并向患者介绍疼痛评估的方法，告知患者根据自身主观感受进行评估，且医务人员会根据患者的反馈及时调整疼痛管理方案；告知患者用药相关注意事项及行为疼痛控制技巧，消除患者的紧张焦虑情绪，获得患者的配合。

（三）术前疼痛评估

患者入院时根据疼痛情况、患者病史、手术创伤的程度和患者对疼痛的耐受程度，结合患者既往用药史，对患者的疼痛程度及患者对疼痛的耐受度进行首次全面评估，了解患者的疼痛情况，患者入院后每天进行常规评估。

（四）制订围手术期镇痛方案

根据术前患者疼痛程度、患者对疼痛的耐受程度、手术方式及复杂程度、心血管/胃肠道/肝肾并存疾病的风险等参考因素，并综合考虑各种镇痛方式的利弊，疼痛小组成员共同制订合理的围手术期疼痛管理方案。疼痛管理方案需要遵循加速康复理念中预防性镇痛、多模式镇痛、个体化镇痛的原则。

（五）术前疼痛管理

术前疼痛管理的目的在于治疗术前由原发骨科疾病引起的疼痛，同时减轻围手术期有害刺激造成的外周和中枢敏化，降低术后疼痛强度。主要包括：

1. 药物治疗 选择可快速透过血脑屏障抑制中枢敏化，同时不影响凝血功能的镇痛药物，如对乙酰氨基酚、塞来昔布、帕瑞昔布等非甾体抗炎药；还可联用催眠或抗焦虑药物，缓解患者紧张焦虑情绪，达到间接缓解疼痛的作用。

2. 术前麻醉访视 麻醉师通过对患者一般情况的了解和与主管医护共同讨论，制订患者的麻醉及术中预防性镇痛方案，如局部神经阻滞、切口麻醉、患者自控镇痛等。

二、加速康复下骨科患者围手术期术中疼痛管理

患者在手术中虽然因麻醉状态感知不到疼痛，但仍应采取预防性镇痛措施，以减轻术后疼痛。术中预防性镇痛：根据手术创伤程度和患者对疼痛的敏感程度，决定是否选择椎管内麻醉及术后是否采用持续性椎管内镇痛；周围神经阻滞；切口周围注射"鸡尾酒"疗法。尽量缩短手术时间，减少术后由创伤引起的炎症反应。手术结束后，根据麻醉清醒后患者疼痛情况，可予以阿片类镇痛药或非甾体抗炎药静脉注射或肌内注射镇痛。

三、加速康复下骨科患者围手术期术后疼痛管理

术后疼痛管理包括术后预防性镇痛和术后疼痛治疗两部分。

（一）术后疼痛评估

术后对患者进行常规疼痛评估；若患者为轻度疼痛，则采用预防性镇痛管理措施，若患者为中度疼痛，则采用术后疼痛管理方案；在给予患者镇痛处理措施后进行复评。

（二）术后疼痛健康宣教

向患者讲解手术情况、术后可能出现的疼痛情况及采用的疼痛管理方案，向患者解释使用的镇痛措施的原理、起效时间、使用注意事项及可能发生的不良反应，让患者了解并参与到疼痛管理方案中。

（三）非药物镇痛措施

非药物镇痛措施包括冰敷、抬高患肢、肌肉锻炼、床旁超声导入治疗、心理治疗等。

（四）药物镇痛措施

以非甾体抗炎药为基础并根据手术类型配合使用阿片类药物，还可结合催眠抗焦虑药物，缓解患者紧张焦虑情绪，促进患者睡眠，以达到减轻疼痛的效果。若患者出现神经根性疼痛，可联合使用肌松药、神经修复药和抗惊厥药进行神经根性疼痛管理。

（五）爆发痛的处理

当患者出现爆发痛时，应对患者进行及时评估。按评分对患者进行阶梯镇痛：4 分≤NRS 疼痛评分<7 分，选择弱阿片类药物；NRS 疼痛评分≥7 分，选择强阿片类药物。并根据不同给药途径，在不同时间点给予疼痛复评，同时详细记录"疼痛观察记录表"。

四、加速康复下骨科患者围手术期出院后疼痛管理

随着加速康复理念的普及与实施，患者住院时间大大缩短，但出院时患者活动功能未完全恢复，患者出院后也受到疼痛的困扰，影响其活动功能，因此患者出院后的疼痛延续性管理也非常重要。患者出院后由专人进行随访，评估患者疼痛情况，指导其服用镇痛药物及进行功能锻炼，并指导患者识别异常疼痛，及时就医。

（李鹏程　张月儿　李　静　邱娅茜）

参 考 文 献

陈佳丽，宁宁，李佩芳，等，2017. 协同创新在加速康复外科围手术期管理中的应用进展. 华西医学, 32（9）：1317-1319.

陈佳丽，宁宁，屈俊宏，等，2018. 骨科加速康复外科新视角. 华西医学, 33（9）：1068-1072.

邓欣，宁宁，陈佳丽，等，2017. 加速康复外科术后结局评价指标研究进展. 华西医学, 32（9）：1362-1365.

丁琛，洪瑛，王贝宇，等，2019. 颈椎前路手术加速康复外科实施流程专家共识. 中华骨与关节外科杂志, 12（7）：486-497.

杜春萍，2015. 康复医学科护理手册. 2 版. 北京：科学出版社.

毛海青，周非非，蔡思逸，等，2019. 经皮腰椎内镜手术加速康复外科实施流程专家共识. 中华骨与关节外科杂志, 12（9）：641-651.

宁宁，侯晓玲，2016. 实用骨科康复护理手册. 北京：科学出版社.

宁宁，朱红，刘晓艳，2015. 骨科护理手册. 2 版. 北京：科学出版社.

裴福兴，翁习生，黄泽宇，2019. 积极推进"创建骨科手术加速康复围手术期血液与疼痛管理示范病房"活动（2019 年修改版）. 中华骨与关节外科杂志，12（2）：161-166.

邱贵兴，裴福兴，唐佩福，等，2019. 骨科常见疼痛管理临床实践指南（2018 版）. 中华骨与关节外科杂志，12（3）：161-167.

饶跃峰，王融溶，卢晓阳，等，2017. 加速康复外科围手术期疼痛管理中非甾体抗炎药的应用进展. 中华普通外科杂志，32（3）：282-284.

沈彬，翁习生，廖刃，等，2016. 中国髋、膝关节置换术加速康复——围术期疼痛与睡眠管理专家共识. 中华骨与关节外科杂志，9（2）：91-97.

曾琳，李鹏程，刘莉，等，2015. 超前镇痛结合疼痛护理干预在膝关节镜围术期的临床运用. 护理研究，29（25）：3156-3159.

中华医学会麻醉学分会，2017. 成人手术后疼痛管理专家共识（2017）. 临床麻醉学杂志，33（9）：911-917.

周非非，韩彬，刘楠，等，2019. 颈椎后路手术加速康复外科实施流程专家共识. 中华骨与关节外科杂志，12（7）：498-508.

周宗科，翁习生，曲铁兵，等. 2016. 中国髋、膝关节置换术加速康复——围术期管理策略专家共识. 中华骨与关节外科杂志，9（1）：1-9.

American Society of Anesthesiologists Task Force on Acute Pain Management. 2012. Practice guidelines for acute pain management in the perioperative setting：an updated report by the American Society of Anesthesiologists Task Force on Acute Pain Management. Anesthesiology，116（2）：248-273.

第八章 加速康复下骨科患者围手术期心理护理

减少患者心理应激是实施加速康复的重要环节。2012 年，四川大学华西医院将情绪症状作为患者第六大生命体征，在全院创新开展了住院患者临床心理评估、心理干预、医务人员心理培训等心理服务项目——"阳光医院"心理服务项目。在此项目背景下，四川大学华西医院骨科从 2015 年 10 月起开始探索构建基于加速康复外科的骨科心理管理模式。将心理卫生专家、骨科临床心理工作者纳入加速康复外科多学科团队，多学科人员共通、协作共赢，有效降低了骨科住院患者不良情绪反应的发生，帮助患者减轻心理及精神上的痛苦，发挥心理活动的自我调节作用，对维持健康起到积极作用，满足人们对心身舒适的更高要求。

第一节 骨科患者围手术期心理评估

骨科患者在围手术期常因疾病、疼痛、手术、环境改变存在不同程度的心理问题或心理障碍。而加速康复实施后，患者实际住院时间缩短，患者出院后面临的问题及疑问更多，在一定程度上加剧了患者疾病知识缺乏，更易导致焦虑等情绪障碍发生，因此心理干预在加速康复下患者围手术期管理中尤为重要。心理评估作为心理护理的前提和基础性工作，目的是对人心理现象进行定性和定量的客观描述；主要根据心理学理论和方法，从多方面获取信息，对人的心理品质和水平做出鉴定。

一、心理评估工具

心理评估的主要方法包括观察、会谈、调查、心理测验和临床评定量表等。其中临床评定量表因其标准、相对客观而成为骨科患者围手术期主要的心理评估方法。现介绍以下常用的测评量表。

（一）焦虑自评量表

焦虑自评量表（self-rating anxiety scale，SAS）是 1971 年由 Zung 编制的，它是根据测试者的主观感受评定焦虑症状的有无及严重程度的一种自评量表（表 8-1）。SAS 适用于有焦虑症状的成年人，由 20 个与焦虑症状有关的项目组成，每个问题后按 1～4 级对症状出现的频率进行评分：1 级为没有或很少出现焦虑症状；2 级为有时出现焦虑症状；3 级为大部分时间出现焦虑症状；4 级为绝大部分时间出现焦虑症状。

SAS 的主要评价指标为总分，即将所有项目评分相加而得。其中条目 5、9、13、17、19 为反向评分，按 4~1 分计算。SAS 的划界分为 40 分，标准分为 50 分。分数越高，反映焦虑程度越重。SAS 是评价焦虑相当简便的临床工具，但是 SAS 无法鉴别焦虑症的严重性和特殊性。

表 8-1　焦虑自评量表

项目	项目
1. 我感到比往常更加紧张和焦虑	11. 我因阵阵的眩晕而不舒服
2. 我无缘无故感到担心	12. 我有阵阵要晕倒的感觉
3. 我容易心烦意乱或感到恐慌	13. 我呼吸时进气和出气都不费力
4. 我感到我的身体好像被分成几块，支离破碎	14. 我的手指和足趾感到麻木和刺痛
5. 我感到事事顺利，不会有倒霉的事情发生	15. 我因胃痛和消化不良而苦恼
6. 我的四肢抖动和震颤	16. 我必须时常排尿
7. 我因头痛、颈痛和背痛而烦恼	17. 我的手总是温暖而干燥
8. 我感到无力且容易疲劳	18. 我觉得脸发热发红
9. 我感到很平衡，能安静坐下来	19. 我容易入睡，晚上休息很好
10. 我感到我的心跳较快	20. 我做噩梦

（二）抑郁自评量表

抑郁自评量表（self-rating depression scale，SDS）由 Zung 编制于 1965 年。SDS 共有 20 个项目（表 8-2）。SDS 不要求使用者受过特殊训练，适用于门诊成年患者的情绪状态的评定及调查分析。SDS 主要反映患者的抑郁主观感受及严重程度。

SDS 采用四级评分方式，大多数项目为正向评分：①1 分，很少有该项症状；②2 分，有时有该项症状；③3 分，大部分时间有该项症状；④4 分，绝大部分时间有该项症状。其中项目 2、5、6、11、12、14、16、17、18、20 为反向评分，按 4~1 计分。在评定时，由被试者按照量表说明进行自我评定，依次回答每个条目。

SDS 的评估指标包括总分和抑郁严重指数。总分是将所有项目得分相加而得，总分超过 41 分可考虑筛查阳性，表明可能存在抑郁症状，需要进一步检查。抑郁严重指数=总分/80；指数范围为 0.25~1.0，指数越高，反映抑郁程度越重。

表 8-2　抑郁自评量表

项目	项目
1. 我觉得闷闷不乐，情绪低沉	6. 我与异性密切接触时和以往一样感到愉快
2. 我觉得一天之中早晨最好	7. 我发觉我的体重在下降
3. 我一阵阵哭出来或觉得想哭	8. 我有便秘的苦恼
4. 我晚上睡眠不好	9. 我心跳比平时快
5. 我吃得跟平常一样多	10. 我无缘无故地感到疲乏

续表

项目	项目
11. 我的头脑和平常一样清楚	16. 我觉得做出决定是容易的
12. 我觉得经常做的事情并没有困难	17. 我觉得自己是个有用的人, 有人需要我
13. 我觉得不安而平静不下来	18. 我的生活过得很有意思
14. 我对将来抱有希望	19. 我认为我死了别人会生活得好些
15. 我比平常容易生气激动	20. 平常感兴趣的事我仍然感兴趣

(三) 汉密尔顿焦虑量表

汉密尔顿焦虑量表 (Hamilton anxiety scale, HAMA) 由 Hamilton 编制于 1959 年, 为使用较为广泛的他评量表之一 (表 8-3)。HAMA 的评定者经过 10 次以上系统训练就能获得极好的一致性, 在联合检查时 2 名评定员间的一致性相当好, 其总分评定的信度系数 (r) 为 0.93, 各单项症状评分的信度系数为 0.83~1.00, P 值小于 0.01。HAMA 包括 14 个项目, 主要用于评定神经症状和患者的焦虑严重程度。HAMA 的每个项目采用 0~4 分的 5 级评分法: 0 分表示无症状; 1 分表示轻度; 2 分表示中度; 3 分表示重度; 4 分表示极重度。

表 8-3 汉密尔顿焦虑量表

项目	评分要求
1. 焦虑心境	担忧, 感到有最坏的事情将要发生, 容易激惹
2. 紧张	紧张感, 易疲劳, 不能放松, 情绪反应, 易哭、颤抖、感到不安
3. 害怕	害怕黑暗、陌生人、独处、动物、乘车或旅行及人多的场合
4. 失眠	难以入睡, 易醒, 睡得不深、多梦、夜惊、醒后感疲倦
5. 认知功能 (或称记忆力、注意力) 障碍	注意力不能集中, 记忆力差
6. 抑郁心境	丧失兴趣, 对以往爱好缺乏快感, 忧郁、早醒, 昼重夜轻
7. 躯体性焦虑: 肌肉系统	肌肉酸痛、活动不灵活、肌肉抽动、肢体抽动、牙齿打颤、声音发抖
8. 躯体性焦虑: 感觉系统	视物模糊、发冷发热、软弱无力感、浑身刺痛
9. 心血管系统症状	心动过速、心悸、胸痛、血管跳动感、晕倒感、心搏漏脱
10. 呼吸系统症状	胸闷、窒息感、叹息、呼吸困难
11. 胃肠道症状	吞咽困难、嗳气、消化不良、肠动感、肠鸣、腹泻、体重减轻、便秘
12. 生殖泌尿系统症状	尿意频数、尿急、停经、性冷淡、过早射精、勃起不能、阳痿
13. 自主神经症状	口干、潮红、苍白、易出汗、易起"鸡皮疙瘩"、紧张性头痛、毛发竖起
14. 会谈时行为表现	①一般表现: 紧张、不能松弛、忐忑不安、咬手指、紧紧握拳、摸弄手帕、面肌抽动、不停顿足、手发抖、皱眉、表情僵硬、肌张力高、叹息样呼吸、面色苍白; ②生理表现: 吞咽、呃逆、安静时心率快、呼吸快 (20 次/分以上)、腱反射亢进、震颤、瞳孔放大、眼睑跳动、易出汗、眼球突出

1. 评定注意事项

（1）评定一般采用交谈与观察的方式，由经过培训的 2 名评定者对患者进行联合检查，评定耗时 10～15 分钟。检查结束后，2 名评定者分别独立评分。

（2）评定时间：如需比较治疗前后症状和病情变化，须于入组时评定当时或入组前 1 周的情况，在治疗 2～6 周时以同样方式再次评定，以用于比较。

（3）除第 14 项需要结合观察外，其他项目都是根据患者的口述进行评分，并且强调患者的主观体验。其出发点在于患者仅仅在有病的主观感觉时才会就诊。因此主观体验作为病情判断标准具有重要意义。

（4）HAMA 一般可以这样评分：①症状轻微；②有肯定的症状，但不影响生活与活动；③症状重，需加以处理，或已影响生活活动；④症状极重，严重影响其生活。

2. 结果分析　HAMA 的总分能较好地反映焦虑的严重程度。按照全国 HAMA 量表协作组的结论，HAMA 临界分为 14 分，≤6 分表明无焦虑症状，≥7 分表明可能存在焦虑，≥14 分表明确定有焦虑，≥21 分表明确定有明显焦虑，超过 29 分则表明可能为严重焦虑。

（四）汉密尔顿抑郁量表

汉密尔顿抑郁量表（Hamilton depression scale，HAMD）由 Hamilton 于 1960 年编制，主要用于成年患者临床评定抑郁状态（表 8-4）。HAMD 有 17 项、21 项和 24 项 3 种版本。根据病情严重程度和合作情况，做一次 HAMD 评定耗时 15～20 分钟。与 HAMA 类似，HAMD 同样具有较好的信度和效度。

表 8-4　汉密尔顿抑郁量表（HAMD）

项目	评分标准
1. 抑郁情绪	①只在问到时才诉述；②在访谈中自发地表达；③不用言语，从表情、姿势、声音或欲哭中流露出这种情绪；④患者的自发言语和非语言表达（表情、动作）几乎完全表现为这种情绪
2. 自罪感	①责备自己，感到自己已连累他人；②认为自己犯了罪，或反复思考以往的过失和错误；③认为目前的疾病是对自己错误的惩罚，或有罪恶妄想；④罪恶妄想伴有指责或威胁性幻觉
3. 自杀	①觉得活着没有意义；②希望自己已经死去，或经常想到与死有关的事；③消极观念（自杀念头）
4. 入睡困难（初段失眠）	①主诉有入睡困难，上床半小时后仍不能入睡（要考虑患者平时入睡的时间）；②主诉每晚均有入睡困难
5. 睡眠不深（中断失眠）	①睡眠浅，噩梦多；②半夜（晚 12：00 以前）曾醒来（不包括如厕）
6. 早醒	①有早醒，比平常早醒 1 小时，但能重新入睡；②早醒后无法入睡
7. 工作和兴趣	①提问时才诉述；②自发地直接或者间接表达对工作、学习失去兴趣，感到无精打采；③病室劳动、活动、娱乐不满 3 小时；④因目前的疾病停止工作，不参与任何活动，活动中没有他人帮助便不能完成病室日常事务
8. 迟缓	①精神检查中发现迟缓；②精神检查中发现明显迟缓；③精神检查困难；④完全不能回答问题（木僵）
9. 激越	①检查时有些心神不定；②明显的心神不定或者小动作多；③不能静坐，检查中曾起立；④搓手、咬手指、咬嘴唇

项目	评分标准
10. 精神性焦虑	①问及时诉述；②自发表达；③表情和言谈流露出明显的忧虑；④明显惊恐
11. 躯体性焦虑	①轻度；②中度，有肯定的躯体性焦虑症状；③重度，躯体性焦虑症状严重，影响生活；④严重影响生活和活动
12. 胃肠道症状	①食欲减退，但不需要他人鼓励便能自行进食；②需要他们催促或者请求才能进食
13. 全身症状	①四肢，背部或者颈部有沉重感，痛感，全身乏力或者疲倦；②症状明显，全身疼痛，疲倦
14. 性症状	①轻度；②重度；③不能肯定，或该项对被评者不适合（不计入总分）
15. 疑病	①对身体过分关注；②反复思考健康问题；③有疑病妄想；④伴幻觉的疑病妄想
16. 体重减轻	①1周内体重下降0.5kg以上；②1周内体重下降1kg以上
17. 自知力	①知道自己有病，表现抑郁；②知道自己有病，但归咎于伙食太差、环境问题、工作问题，觉得需要休息；③完全否认有病
18. 日夜变化	症状在早晨或者傍晚加重，先指出哪一种，再按其变化评分。①轻度变化；②重度变化
19. 人格解体	①问及时才诉述；②自发诉述；③有虚无妄想；④伴幻觉的虚无妄想
20. 偏执症状	①有猜疑；②有牵连观念；③有关系妄想或者被害妄想；④伴幻觉的关系妄想或被害妄想
21. 强迫症状	①问及时才诉述；②自发诉述
22. 能力减退感	①仅于提问时引出主观体验；②患者能主动表示有能力减退感；③需鼓励，指导才能完成日常事务和个人卫生；④穿衣、洗漱、进食均需要他人协助完成
23. 绝望感	①有时怀疑情况好转，解释后能接受；②持续感觉没有希望，解释后能接受；③对未来悲观、绝望，解释后不能消除；④自动反复诉述我的病不会好了等情况
24. 自卑感	①仅在询问时诉述有自卑感；②自动诉述有自卑感（我不如他人）；③主动诉述，我一无是处等；④自卑感达到妄想程度，如我是废物等情况

与HAMA类似，HAMD主要采用交谈与观察方式，由2名经过培训的评定者联合检查、独立评分。其在评定时间上与HAMA类似，但不同的是，HAMD除了根据患者口述评分外，还包括根据对患者的观察或通过患者家属和病房工作人员收集的资料进行评分。

HAMD的总分能较好地反映抑郁严重程度，总分越低，病情越轻。按照Davis的划界分，24项版本总分超过35分，可能为严重抑郁；超过20分，可能是轻或中度的抑郁；如小于8分，患者就没有抑郁症状。按一般的划界分，HAMD 17项版本的严重、轻中度与无抑郁症状分别为24分、17分和7分。

HAMD因子分不仅可以反映心理学特点，还可以反映靶症状群的临床结果。HAMD可归纳为7类因子分：由精神性焦虑、躯体性焦虑、胃肠道症状、全身症状、疑病和自知力6项组成焦虑/躯体化因子分；由体重减轻一项组成体重因子分；由自罪感、自杀、激越、人格解体、偏执症状、强迫症状6项组成认识障碍因子分；日夜变化因子分；由抑郁情绪、工作和兴趣、阻滞、性症状4项组成阻滞因子分；由入睡困难、睡眠不深和早醒3项组成睡眠障碍因子分；由能力减退感、绝望感和自卑感3项组成绝望感因子分。

（五）华西心晴指数量表

华西心晴指数量表（HEI）为四川大学华西医院临床心理评估与治疗中心研制开发的，用于普通综合病房对患者心理健康状况及情绪障碍的快速筛查（表 8-5）。主量表共 9 个条目，包括抑郁、焦虑及绝望 3 个维度。采用 Likert 5 级计分法，每个条目共 5 个选项，分别计 0～4分，总分为 36 分；10、11 题作为参考，仅在 1～9 题 9 项分数相加≥9 分时出现，得分不纳入总分。评估结果划分包括无情绪障碍（0～8 分）、轻度情绪障碍（9～12 分）、中度情绪障碍（13～16 分）、重度情绪障碍（≥17 分）。其中，条目 9 的内容为"感到活着没意思"，是对患者的自杀倾向进行调查，非精神科很少有条目 9≥2 分者，该量表灵敏度为 88%，特异度为 76.58%，内部一致性为 0.898，具有良好的信效度，是非精神科科室医护人员筛查心理问题的有效工具。其中 1～9 题从"完全没有"到"全部时间"分别计 0～4 分；若 1～9 题总分≥9分，则出现 10、11 题，否则 10、11 题不出现。总分为正式问卷的 9 个项目总得分（0～36 分）。10、11 题的答案选择不纳入计分，仅在报告中呈现选答结果，以供临床服务人员参考。

表 8-5　华西心晴指数量表

最近 1 个月里，您有多少时候会：	完全没有	偶尔	一部分时间	大部分时间	全部时间
1. 情绪低落到无论怎样都无法开心	0	1	2	3	4
2. 感到对什么事情都没有兴趣	0	1	2	3	4
3. 过于紧张	0	1	2	3	4
4. 控制不住地担忧或担心	0	1	2	3	4
5. 感到不安以致难以平静下来	0	1	2	3	4
6. 害怕再次突然出现严重恐惧或惊恐感	0	1	2	3	4
7. 责怪自己	0	1	2	3	4
8. 没有希望	0	1	2	3	4
9. 感到活着没意思	0	1	2	3	4

附加：

10. 您觉得您近 1 个月的不良情绪（抑郁、焦虑等）对您生活的影响是以下哪种情况：

A. 无影响　　　　　B. 影响很小　　　　　C. 有一些影响　　　　　D. 影响较大　　　　　E. 影响很大

11. 在最近 1 个月中，导致您上述各种情绪问题（如心情不好、担忧等）主要原因是（可多选）：

A. 身体健康问题（如疼痛，长期慢性疾病——糖尿病、哮喘、高血压等，手术，肿瘤放疗、化疗等）

B. 恋爱婚姻家庭问题（亲人去世、家庭成员遭受疾病困扰、恋爱或婚姻失败、子女难以教育等）

C. 职业或学业问题（升学压力、经济问题、职业压力等）

D. 人际关系紧张

E. 其他

HEI 适用于所有≥15 岁的新入院患者。如因视力原因或不识字而不能自填问卷，可由医护人员询问后代为填写。对于因躯体疾病过于严重或认知功能低下无法理解问卷者不予评定，但建议询问问卷的前两个问题。需注意 HEI 评定结果仅用于心理健康问题的筛查，不能作为精神病学诊断；同时需要在评定者真实反映自己的想法和感受的前提下才能获得准确的结果。对于测评出来为重度心理障碍者，第一时间进行复核，确定患者是否有严重不良情绪问题，并结合实际情况进行处理。为了测评出患者真实心理状况，医护人员应该首先提供安静、隐私的场所，便于患者不受同病房病友及家属干扰，同时结合行为观察法、访谈技术等，综合收集患者的真实心理状况信息。

二、心理评估流程

患者入院后，主管医生下床旁心理评估医嘱，主管护士完成首次护理评估并了解患者基本情况后，选择安静且尽可能保证患者隐私的适当环境按照心理评估流程（图 8-1）对其进行心理评估。患者主要采用自评的方式进行心理评估。对平诊患者及白班收治的急诊患者，当班完成首次心理测评；对有轻中度情绪障碍患者，术后第 2 天进行复评；对有重度心理障碍的患者，进行心理疏导后第 3～5 天或者出院前 1 天行心理复评并完成相对应的处理及记录。心理卫生中心对评估量表进行分析，给出评估结果报告及建议，临床护士根据患者评估结果进行干预。

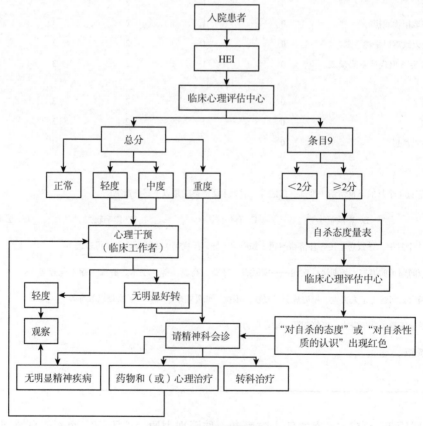

图 8-1　心理评估流程图

（姚　梅　李玲利　宁　宁）

第二节　加速康复下骨科患者围手术期心理支持与管理

加速康复外科理念的核心是减少手术患者的生理及心理的创伤应激，促进患者加速康复。四川大学华西医院骨科从 2015 年 10 月起，将心理卫生专家、骨科临床心理工作者纳入加速康复外科多学科团队，通过创新要素优势，整合互补性资源，开始探索构建基于加速康复外科的骨科心理管理模式，以规范骨科患者的围手术期心理管理。

在多学科共同协作下，制订核心成员，包括骨科、心理卫生中心、麻醉科、药剂科等相关人员职责（表 8-6）。从纳入科室中遴选与骨科合作密切的医疗组作为心理管理专家团队成员。同时在四川大学华西医院牵头的"阳光医院联盟"专项建设驱动下，在骨科各病区设立专职临床心理工作者。临床心理工作者主要由获得心理咨询师资质/心理专科护士的骨科专科护士担任。专家组成员具体职责详见表 8-6。

表 8-6　多学科心理睡眠专家组成员职责

成员	职责
骨科专家	①全面负责患者围手术期安全管理；②微创化手术，缩短手术时间，减少手术应激反应；③根据患者病情进行干预治疗
骨科临床心理工作者	①采用专用量表评估患者心理情况；②对轻中度情绪障碍患者执行床旁干预（疏导沟通，辅助松弛训练）；③沟通及监督组内成员工作落实情况，定期反馈总结工作进度
心理卫生专家	①牵头制订心理疏导方案；②协助商定心理干预策略；③执行专业化干预及治疗
麻醉科专家	①规范麻醉；②主动镇痛；③个性化镇痛
药剂科专家	①审核心理治疗的用药合理性；②定期开展规范化用药培训，更新小组核心成员用药知识储备

在临床评估方面，采用 HEI 对患者入院前近 1 个月的心理状况进行快速筛查。评估时机：常规规定患者入院 2 小时内由责任护士完成首次评估；若评分为高危者，24 小时内由"阳光天使"进行复核及干预，确保心理评估结果的真实性；干预后 3～5 天进行复评；动态评估，流程规范。

在风险预警方面，基于真实、专业的评估结果，对患者心理现状进行危险分级，即无、轻度、中度、重度情绪障碍。同时设立骨科心理评估危急值报告制度。心理卫生中心审核患者自评量表时，一旦发现患者存在重度以上情绪障碍或条目 9 选项≥2 分，则立即电话通知病房护士，科室按照医院危急值管理要求进行记录、处理与追踪，床头贴上相对应的警示标识，提醒临床医护人员关注患者情绪，如发现问题，及时进行介入与疏导，避免治疗干预滞后。

在分级干预方面，依据患者主诉及专项量表得分情况，对患者采用 4 级阶梯式心理干预模式（表 8-7）。第 1 级为以责任护士为主导的行为干预，即在良好护患关系的基础上，采用倾听、共情等沟通技巧，对患者进行心理支持。第 2 级为以临床心理工作者为主导的物理预防，对存在中度情绪障碍的患者进行持续关注与关怀，了解造成患者情绪障碍的主要原因，对症进行心理干预等。第 3 级为以主管医生为主导的药物预防，在以上两级干预的基础上，采用镇痛药物（非甾体抗炎药）、抗焦虑药物（帕罗西汀）与辅助睡眠药物（酒石酸唑吡坦、艾司唑仑）联合应用方案；同时秉承加速康复外科"无血、无痛、无管"的理念，微创化手术，减少手术应激反应，尽早拔除各种管道，促进患者早期下床锻炼。第4级为采用多学科团队为主导的综合干预。对于重度情绪障碍的患者，采用认知行为治疗、松弛疗法联合药物治疗进行综合干预。责任护士加强巡视与沟通，落实患者药物的服用；心理卫生中心专家及时介入，采取专业行为与认知干预；主管医生做好与患者、家属的沟通工作，必要时在患者专科情况稳定后将其转精神科治疗。具体处理方式见表8-7。

表 8-7 围手术期心理支持与管理流程

项目	处理措施
轻度情绪障碍	责任护士：在临床工作中加强对患者心理问题的关注，与患者建立良好的护患关系，注意倾听、共情等沟通技巧的运用。临床心理工作者：与患者进行沟通，核实患者的心理问题及情绪状态，增加支持性沟通，如及时反馈治疗中的好消息，告知患者医护人员会持续关注，鼓励家属给予患者支持
中度情绪障碍	责任护士：加强对患者的巡视及与患者的沟通，对于在交谈中被动的患者，更应该予以重视，要和患者保持持续性接触，应坚持对患者进行关注和关怀，传递医者的爱。临床心理工作者：与患者沟通，了解患者情绪问题的主要原因、心理变化及睡眠情况，指导患者采用放松疗法、暗示疗法、认知疗法及家庭支持治疗，如出现恶化，及时告知主管医生，嘱家属24小时留陪护
重度情绪障碍	责任护士：报告主管医生及临床心理工作者，加强对患者的巡视及与患者的沟通，保持对高危患者的持续关注，班班交接，及时发现患者的非正常言行；精神科药物需做到发药到口，要保证药物按时按量服入。临床心理工作者：核实患者的心理问题及情绪状态，与患者家属沟通，告知风险，与患者建立治疗关系，关注患者睡眠情况，请精神科医生会诊，在精神科医生的指导下使用药物治疗，加强交接班；加评自杀态度量表，1周后对患者进行HEI复评。精神科医生：按照会诊要求及时会诊，专业化评估患者情绪，采取专业化行为和认知干预，必要时使用相关药物，如需转精神科治疗，告知相关的疾病治疗知识
条目9（自杀倾向调查）≥2分	责任护士：报告主管医生及临床心理工作者，与患者家属沟通，明确告知患者存在自杀风险；请精神科医生会诊，遵照医嘱进行药物治疗，要求家属24小时贴身陪护，在医疗文书中记录详尽。临床心理工作者：建议患者家属重视患者的心理问题并陪护患者；核实患者情况后，对患者进行危机干预，应每天接触患者，动态评估患者的情绪状态，进一步运用自杀态度量表评估患者。精神科医生：按照会诊要求及时会诊，专业化评估患者情绪，采取专业化行为和认知干预，必要时使用相关药物，如需转精神科治疗，告知相关的疾病治疗知识

（姚　梅　李玲利　宁　宁）

第三节　骨科手术患者围手术期常见心理问题及护理

伴随手术技术、麻醉方式与围手术期护理的进步与发展，围手术期也变得越来越安全，而严重的消极心理反应却可直接影响手术效果并增加并发症的发生率，延迟患者术后康复。因此识别患者围手术期常见的心理问题并及时干预尤为重要。

一、术前心理问题及护理

手术是一种侵入性的治疗手段。围手术期患者不仅要承受疾病带来的伤害，还需面对手术和麻醉带来的应激，在对手术方式及其效果和安全性等不了解的情况下，容易产生焦虑和紧张等心理问题。

术前焦虑（preoperative anxiety）主要表现为因未知而对手术的担心和恐惧，部分患者还会出现心悸、胸闷、尿频、腹痛、腹泻及睡眠障碍等躯体反应。术前焦虑反应的原因和影响因素很多，可以概括为以下几个方面：①患者对手术的安全性缺乏了解；②手术前的心理准备不足，难以对手术做出客观的分析和评价；③因非理性偏见而对医务人员过分挑剔；④对手术疼痛的恐惧；⑤过去的经验或他人的言行所产生的负面影响等。术前，患者出现轻度焦虑属于常见现象，可以不予以处置，随着治疗和康复的进行会自然消失，但严重的术前焦虑对治疗康复进程会产生不利影响。因此于术前在全面评估患者心理状况的基础上，快速筛查患者存在的心理问题，同时在建立良好医患关系的基础上，与患者耐心交流，科学正确解答患者疑问，增加患者安全感。积极处理患者目前存在的急需解决的问题，如疾病带来的疼痛、睡眠质量差、饮食差等。加强患者家庭支持，安排相似疾病手术成功的患者对新患者进行鼓励，即采取暗示疗法，增加患者自信。

二、术中心理问题及护理

患者进入手术室后，面对陌生的环境、无家属陪伴及即将进行的手术等，会产生孤独无助和强烈的恐惧感，因此要稳定患者情绪，减轻患者强烈的恐惧引发的不良躯体症状，避免影响麻醉及手术。

在手术室内，医护人员可自我介绍，向患者讲解注意事项及患者可以得到的帮助，简短交流可以解除患者紧张恐惧的心理。播放轻音乐，给患者创造放松舒适的氛围。在适当的时机医护人员可以与患者进行握手，适当触摸，让患者感到来自医护人员的关怀与支持。对于全身麻醉的患者，在患者完全麻醉后再离开患者，让患者感到安全。全身麻醉患者手术结束拔除气管插管后，主管医生唤醒患者，请患者大声说出谢谢，可以让患者尽快完全清醒，且让患者知道手术已结束，自己已经安全，使医护团队感受到幸福感。

三、术后心理问题及护理

手术结束后患者返回病房，虽然手术及麻醉期已安全度过，但又有新的问题出现，如不能翻身、不敢咳嗽、不敢排便、不敢活动等，甚至有些患者不敢说话及进食，担心出现术后并发症，以及存在身体不适、伤口疼痛、睡眠差、焦虑等，其中疼痛是骨科患者常见的主诉之一。

故应在给予患者充分镇痛基础上，进一步加强沟通，减少焦虑。营造整洁、温馨的环境，让患者得到身心放松。做好对家属或陪伴者的心理和卫生健康宣教，以取得家庭对患者的大力支持和关爱。利用认知行为疗法的基本原理，告知患者手术状况和预后情况，让患者在了解术后疾病和伤口修复机制后，不再畏惧活动。同时，注意执行保护性医疗，不随便讨论病情和医护问题，避免患者受到负面刺激，防止意外发生。

四、骨科特殊患者心理问题及护理

（一）骨科肿瘤患者的心理问题及护理

Kaplan 认为肿瘤患者产生心理障碍的原因如下：①患者对疾病和住院的应激反应；②合并心理障碍，如焦虑或抑郁；③躯体疾病；④手术、化疗等治疗及药物毒性反应等。患者一旦被确诊为骨肿瘤，就会产生严重的心理应激反应。常见的心理问题，首先是情绪休克状态，患者感到惊恐、绝望甚至出现木僵，接着持否认心理，怀疑诊断的准确性，怀着强烈的希望接受检查。但如果结果最终诊断为骨肿瘤，患者会出现愤怒、沮丧、情绪激动，有攻击行为，同时食欲、睡眠及生活习惯等受到破坏，感到绝望甚至想自杀。最后，患者情绪逐渐好转，也可表现为抑郁和悲伤。否认、恐惧、焦虑、愤怒、悲伤、抑郁、孤独、绝望等是骨肿瘤患者常见的心理反应。

骨肿瘤患者的心理护理，应该根据患者的具体心理状态与不同治疗阶段给予相应的护理措施。临床工作中护士应首先采取心理疏导，骨肿瘤的确诊和化疗是一个重大的生活事件，机体出现焦虑、抑郁、紧张、恐惧等心理反应是正常现象，让患者了解自身状态的合理性，避免过度担忧。同时告知患者不良的心理反应可以通过良好的社会支持、应对方式、认知评价、个性特征得到缓解和消除。向患者及其家属说明不良心理状态的由来、危害及改善措施，争取赢得患者和家属的信任和配合。同时采取支持性心理护理，鼓励患者诉说真实感受，包括治疗期间遇到了哪些问题和困难、是如何面对和解决的、哪些人可以提供帮助、希望治疗结果是怎样的等，使其意识到情感支持的重要性。护士应该完全接受患者的诉说，不约束谈话内容和情感流露，避免情感受阻，指出患者存在的负性情绪及不良影响，启发患者主动发现生活中的真善美及自身的正性改变，肯定自己的优点，坚定治疗的信心。护士可适时地回应与患者类似的心理体验，产生情感共鸣，接受、理解、共情地交流有利于护患关系和谐，调动患者的沟通积极性。同时做好疼痛的心理护理，帮助患者树立信心，使其积极配合、服从镇痛计划；针对生理性疼痛反应、反应性疼痛行为、操作性疼痛行为，采取积极训练、自我监控、系统脱敏等方式，改变患者的认知结构、思维方式，帮助患者调整行为和感受，使其配合治疗，加速康复。

（二）骨科创伤患者的心理问题及护理

随着社会经济、科学技术和交通的不断发展，创伤发生率越来越高。创伤不仅是一种躯体应激，可引起机体循环系统、免疫系统及神经内分泌系统等多方面的生理功能改变；同时也是一种心理应激，可引起认知、行为、情绪等改变。这些变化直接或间接地影响患者的身心健康及社会康复。此外，由于创伤的发生都具有意外性、突然性，人们缺乏心理准备，而且受伤前患者大多身体健康，受伤的急剧变化使患者的心理受到极大的冲击，事后会发生严重的心理冲突，经历情绪休克期、焦虑期、抑郁期，甚至可能因深感悔恨发展为自责、自杀，影响创伤的救治及康复。

　　个体心理健康是整体健康的重要组成部分，故临床护理人员应重视骨科创伤患者心理护理以加速患者康复。创伤住院患者常见的心理问题有焦虑、抑郁、担忧、易激惹及闯入回避。并且损伤部位、损伤严重程度、住院时间、文化程度、年龄、职业、婚姻状况、医疗费用来源、受伤责任人认知等不同，创伤住院患者的心理问题也存在一定程度的差异。①腹部损伤患者的焦虑、抑郁、担忧、易激惹等心理问题均较重；②四肢损伤患者的焦虑和易激惹问题较重；③胸部损伤患者的易激惹问题较重，中重度伤患者担忧程度明显重于轻度伤患者；④35～60岁的创伤住院患者焦虑问题重于16～34岁者；⑤体力劳动患者担忧、焦虑、抑郁、易激惹、闯入性症状、回避症状明显比脑力劳动患者重，闯入性症状、回避症状问题比无职业的患者重；⑥支付医疗费用越多的人员焦虑问题越重；⑦已婚患者比单身患者更容易产生焦虑、抑郁、易激惹、闯入性症状、回避症状等心理问题；⑧认为责任在他人的患者的担忧、易激惹问题较认为责任在自己的患者重。因此，护士要把握这些规律特点，并据此对不同的创伤住院患者制订不同的心理护理计划，实施不同的心理护理措施。对于突然有躯体功能方面的暂时缺失、陷入陌生环境、心里感到无助的创伤患者来说，给予支持性心理治疗尤为重要。护士适当运用尊重、热情、真诚、共情、积极关注等非指导性心理治疗技术及倾听、解释、鼓励、安慰、保证和暗示等方法理解和关心患者，解答患者的疑问，提供所需信息，以满足患者的心理需求，改善患者的情绪，为患者提供指导、支持和帮助。进行松弛性心理护理及指导，常用的方法包括渐进性肌肉松弛方法、引导想象、沉思等，以及由其演变而来的生物反馈放松训练、漂浮疗法等，深呼吸、音乐、按摩、太极拳、瑜伽等也可以作为放松的技巧进行选择。同时护理人员应配合心理卫生专家做好患者的焦虑管理，通过认知疗法、暴露疗法、引导想象、分散注意力，指导患者行放松训练。同时联合系统脱敏疗法，通过帮助患者回忆创伤性记忆、事务、人物或场景，教会患者运用肌肉、肢体和呼吸的渐进放松法调解情绪、身体和心理上对于这些创伤性记忆的反应，循序渐进，克服创伤后应激障碍。

（姚　梅　王立群　陈善玉　王　晶）

第四节　骨科典型患者心理护理案例

病例一

　　患者，王某某，男，52岁，因"重物压伤致双下肢疼痛伴活动受限2天"于2019年9月14日急诊入院。来时嗜睡，呼之能睁眼，不言语，双侧瞳孔等大等圆，直径约4mm，对光反射灵敏，生命体征平稳。左手可见两条长约10cm伤口，已缝合，四肢肢端温暖，可扪及双侧桡动脉、足背动脉搏动，查体不配合。腹平软，无明显压痛、反跳痛。全身多处擦伤及瘀斑，院外带入保留尿管固定妥善，尿色清亮、淡黄。

入院诊断：①左股骨中上段粉碎性骨折；②右股骨下段粉碎性骨折；③意识障碍原因待查；④双肺挫伤伴感染；⑤双侧少量胸腔积液。

9月15日上午11：00患者出现：①短暂昏迷状态，压眶反射有反应，双侧瞳孔等大等圆，直径约3mm，对光反射迟钝。②维持固定的姿势，仰卧位或坐位，没有言语和随意动作，对光线、声音和疼痛刺激没有反应，患者的肌张力、姿势和呼吸无明显异常。以手拨开其上眼睑，可见眼球向下转动，紧闭其双眼，既非入睡，也非处于昏迷状态。③查体不配合，表现为回避和麻木症状，持续性回避与创伤经历有关的事件或情境，拒绝参加有关的活动，回避创伤的地点或与创伤有关的人或事，不能回忆起与创伤有关的事件细节。④有时出现游离性木僵（dissociative stupor）。

入院后行3次头部CT检查均无异常；急查血气分析及血氨，血气分析结果未见异常，血氨为36.1μmol/L。神经外科会诊后排除肝性脑病，抬高床头15°～30°以减轻脑水肿，遵医嘱给予生理盐水100ml加甲基泼尼松龙琥珀酸酯钠40mg静脉滴注。9月15日下午3：00患者呼之能睁眼，不言语，偶有烦躁，因患者不配合，未使用创伤后应激障碍检查表。请精神科会诊诊断为创伤后应激障碍（PTSD），遵医嘱给予口服奥氮平片2.5mg，每天睡前服用并配合心理护理，患者情绪障碍逐渐消除，积极配合治疗。9月25日行双侧股骨骨折闭合复位髓内针内固定术，术后恢复良好，于9月29日出院。

（一）护理评估

1. 健康史 既往体健，无重大躯体疾病。

2. 生理评估 该患者诊断为左股骨中上段粉碎性骨折、右股骨下段粉碎性骨折、意识障碍原因待查、双肺挫伤伴感染、双侧少量胸腔积液。血气分析及头部CT无异常，呼吸无明显异常。

3. 心理评估 该患者查体不配合，出现回避和麻木症状；有时出现游离性木僵。

4. 社会评估 该患者受伤时正在工地工作，受伤前与人能正常交往。

（二）护理干预措施

1. 生理方面 密切观察患者病情变化，嘱患者家属加强患者生活护理。

2. 心理方面

（1）患者未觉醒时，给予患者觉醒的刺激，如呼唤患者的名字，由护士与患者的亲人共同完成，每天多次呼唤，同时嘱家属对着患者讲述家庭生活中发生的美好事情等。此外播放患者喜欢的音乐、视频，以声音、影像等刺激患者的大脑，达到使患者觉醒的目的。

（2）患者觉醒时，医护人员使用时间观疗法对患者进行干预。具体措施如下：帮助患者回忆并分析创伤事件，给予患者鼓励，在会话中对患者的外表和同情心等进行赞美，缓和患者缺乏自尊和空虚的状态；让患者观看有关时间观疗法的录像带和书籍，引导患者分享其过去积极的事情和生活照片，在翻看相册时回忆其中快乐的时光；嘱患者出院后每周至少和朋友出去1次，增加亲社会行为；帮助患者制订积极计划，如计划和家人出去旅游一次等，计划要有可行性。

3. 治疗方面 根据神经外科医生的意见，抬高床头 15°～30°，利于头部静脉回流，减轻脑水肿；给予吸氧，改善脑部缺氧，保护脑组织；给予奥氮平片 2.5mg，每天睡前服用，预防双相情感障碍的复发。

（三）总结

PTSD 是指经历、目睹或遭遇一个或多个涉及自身或他人的实际死亡，或死亡受到威胁、严重的受伤、躯体完整性受到威胁等重大创伤性事件后，个体延迟出现和持续存在的精神障碍。PTSD 的发病率报道不一，女性比男性更易发展为 PTSD。重大创伤性事件是 PTSD 发病的基本条件，具有极大的不可预期性。临床症状主要以创伤性再体验、警觉性增高、回避和麻木症状为主。心理治疗是根治 PTSD 最为有效的方法，药物治疗可缓解患者的症状，增强心理治疗的效果。该患者因创伤入院，入院时嗜睡，表情淡漠，3 次头部 CT 检查示无明显器质性病变，结合患者出现回避和麻木症状，护理人员应考虑患者出现心理方面的问题，及时请心理卫生中心会诊，实施系统性心理护理。该患者在心理卫生中心医务人员及病房护理人员共情的基础上通过觉醒刺激、时间观疗法加药物治疗，走出了心理阴影，重获生活的信心，最后康复出院。

病例二

患者，黄某某，女，72 岁，因"割腕致左侧尺桡血管断裂，伴活动性出血 12 小时"急诊以"前臂开放性外伤"于 2019 年 10 月 7 日收入院。入院当天全身麻醉下行"左前臂清创缝合+肌腱、血管、神经探查修复+石膏外固定术"。患者最近 1 个月，精神、睡眠差，食欲差，大小便正常，体重无明显变化。1 个月前患者因浸润性肺癌行左肺下叶肺癌切除术。父亲已故，死亡原因为骨肿瘤；母亲已故，死亡原因为喉癌；兄弟姐妹、配偶体健，无离异、再婚、丧偶史，育有 1 女，孕 1 产 1。患者自诉"因全身疼痛难忍及情绪不好而割腕"，当时"一心求死"。患者华西心晴指数评分 17 分，意识清晰，定向力完整，对答切题，情绪低落，心悸、烦躁、食欲缺乏、睡眠差，悲观消极厌世情绪极重，觉得活着没意思。请心理卫生中心会诊后，诊断为抑郁症，给予盐酸舍曲林片 50mg，每天 1 次；米氮平片 7.5mg，每天睡前服用；阿普唑仑片 0.2mg，每天 3 次口服。配合心理护理，患者情绪低落有所缓解，于 10 月 12 日出院。

（一）护理评估

1. 健康史 患者 1 个月前因浸润性肺癌行左肺下叶肺癌切除术，父母双方都是因癌症去世的。

2. 生理评估 患者入院时，精神差，睡眠差，食欲差，意识清晰，定向力完整，对答切题，前臂开放性外伤。

3. 心理评估 情绪低落，心悸、烦躁，悲观消极厌世情绪极重，觉得活着没意思。

4. 社会评估 患者社会功能受到一定影响，自我限制，不愿与人交往，对什么事情都没兴趣。

（二）护理干预措施

1. 生理方面

（1）加强饮食调理：该患者食欲差，交代患者家属尽量给予患者喜爱的食物，注意食物的色、香、味搭配。同时护理人员告知患者营养的重要性，鼓励患者进食高蛋白饮食，促进康复。

（2）改善睡眠状态：该患者睡眠差、精神差。睡眠障碍是抑郁症患者最常见的症状之一。护理人员鼓励患者在睡前用热水泡脚，遵医嘱给予阿普唑仑片 0.2mg，每天 3 次口服，以帮助患者入睡。告知其亲人朋友，探视应尽量安排在白天，避免夜间探视引起患者睡前情绪波动。晚上为患者创造安静的睡眠环境，加强巡视，患者不能入睡时，予以安抚。

2. 心理方面

（1）改善抑郁情绪：该患者情绪低落，悲观消极厌世情绪极重，觉得活着没意思。护理人员与患者相处时，应非常有耐心，交谈过程中选择患者感兴趣的话题，或较关心的话题，鼓励和引导患者回忆以往愉快的经历和体验，特别是自己荣誉感强的事情。

（2）帮助患者处理负性认知图式：该患者因父母双方都是因癌症去世的，自己也患上肺癌，肺癌虽然已行手术治疗，但仍觉得全身疼痛难忍，觉得自己不久也将死去而割腕自杀。护理人员告知患者现在医疗技术水平先进，癌症通过一系列的治疗，也可延长寿命，鼓励患者，帮助患者树立战胜疾病的信心。

3. 防自杀自伤　该患者悲观消极厌世情绪极重，再次自杀风险极高，住院期间，护理人员随时了解患者自伤、自杀意志情况及可能采取的方法并做好防范；向患者家属反复交代患者再次自杀风险，要求家属 24 小时密切陪护，出院后嘱患者家属将患者安排在减少痛苦情绪及不具有自杀、自伤工具的环境中，定期到心理卫生中心门诊就诊。

4. 健康教育　向患者及其家属讲解抑郁症相关的知识及如何预防复发的知识，指导家属帮助患者管理药物，密切观察患者的病情变化及药物副作用，以保证患者不受自残行为的伤害，增强患者的自信心。

（三）总结

抑郁症是一种反复发作、慢性的情绪障碍，患者以情绪低落为主要特征，通常伴有焦虑、失眠及各种躯体不适，病情严重者还会有自伤、自杀观念及行为。临床症状以心境低落、思维迟缓、意志活动减退、认知功能损害等为主。治疗方法主要为心理治疗和药物治疗。该患者 1 个月前因浸润性肺癌行左肺下叶肺癌切除术，父母双方也是因癌症去世的，觉得自己不久也将死去，因此情绪低落，觉得活着没意思，从而割腕自杀，结合患者的临床表现，护理人员应考虑患者出现了抑郁，及时请心理卫生中心会诊，实施系统性心理护理。分析患者发现其建立了错误的认知图式，故在进行心理护理时应教会患者识别错误的认知图式。同时在心理卫生中心医务人员及病房护理人员共情的基础上对该患者应用认知疗法治疗，引导患者回忆以往愉快的经历和体验，并结合药物治疗等帮助患者平复情绪，顺利出院。

病例三

患者，王某某，男，79 岁，因"摔伤致右髋疼痛伴活动受限 16 小时"于 2019 年 10 月 13 日以"右股骨颈骨折"入院。10 月 23 日患者在全身麻醉下行"右髋关节人工双动股骨头置换术+髋关节清理术+滑膜切除术+肌肉起止点重建+筋膜组织瓣成形术"。患者入院时神志清楚，精神差，大小便正常，体重无明显变化；有高血压病史。该患者适龄结婚，配偶已故，有 2 子 1 女，华西心晴指数评分 18 分。患者诉自己有退休金，不认为经济上自己对家人有拖累；但现在因骨折感到紧张，害怕手术效果不佳，以后只能躺在床上而拖累家人。在入院后的第 2 天，患者出现面色苍白、出汗、心悸、心前区不适感，床旁心电图未见明显异常，后行冠状动脉造影仍未见异常。追问患者，患者诉有一项检查等待了很久，也无人陪同前往检查，同时又感到疼痛难忍再次出现了恐惧感。请心理卫生中心会诊后，诊断为焦虑状态。嘱家属严密陪护，给予积极镇痛对症处理，阿普唑仑片 0.4mg 辅助睡眠，同时配合心理护理，患者焦虑症状缓解，于 10 月 29 日出院。

（一）护理评估

1. 健康史　该患者有高血压病史。

2. 生理评估　该患者入院时神志清楚，精神差，心电图及冠状动脉造影未见明显异常。

3. 心理评估　该患者骨折后，感到紧张，害怕手术效果不佳，以后只能躺在床上而拖累家人；在入院后的第 2 天，患者出现心悸、心前区不适等；华西心晴指数评分 18 分。

4. 社会评估　能与人正常交往。

（二）护理干预措施

1. 生理方面　该患者会因要求不能尽快被满足而感到更加紧张，从而出现心悸等不适。护理人员给患者安排为双人间，尽量减少外界刺激，并密切观察患者病情变化，防止患者情急之下出现自杀行为。同时关注患者睡眠状况，患者诉不能入睡，睡前给予阿普唑仑片 0.4mg 口服。

2. 心理方面

（1）建立良好的护患关系，倾听患者诉说，合理解释病情，护理人员与医生一起告知手术的效果，并介绍成功的病例。

（2）当患者紧张焦虑出现情绪激动时，允许患者发泄，不与他发生正面冲突。为患者提供预防恐惧感发生的方案，尽量尽快满足该患者合理要求。该患者术后第 2 天在医护人员的陪同下下床活动，并告知患者坚持康复锻炼就可以行走，不会躺在床上拖累家人。

（3）护理人员根据患者疼痛情况选择合适的疼痛管理措施。嘱患者听自己喜欢的音乐，并教会患者呼吸放松技术。具体方法如下：口腔闭合，用鼻腔慢慢吸气，屏气 5～10 秒，然后打开口腔，通过口慢慢呼气，呼气的同时想象自己所有的不快、烦恼、委屈、压力都随着呼出的气体排出。

（4）特殊护理：患者焦虑发作时，可出现冲动行为，护理人员必须限制，加强巡视，并预见可能发生的后果。患者的活动应控制在工作人员的视线范围内，认真交班。嘱留陪护，增加患者的安全感，以利于稳定患者的情绪。

（三）总结

焦虑症（anxiety），又称焦虑性神经症，是神经症类疾病中最常见的一种，分为惊恐发作和广泛性焦虑两种，治疗方法主要为心理治疗和药物治疗。

从该病例中，我们可以看出该患者害怕手术效果不佳，以后只能躺在床上而拖累家人，因此出现焦虑；又因感到疼痛难忍而出现了恐惧感。患者建立了错误的认知图式，认为骨折会影响他今后的行走，我们在进行心理护理时，教会患者识别错误的认知图式，在心理卫生中心医务人员及病房护理人员共情的基础上对该患者应用认知疗法治疗，并教会患者放松技术，帮助患者平复情绪，顺利出院。

（陈善玉　李玲利　宁　宁）

参 考 文 献

陈佳丽，宁宁，李佩芳，等，2017. 协同创新在加速康复外科围手术期管理中的应用进展. 华西医学，32（9）：1317-1319.

陈黎，2006. 亚健康状态及防治策略. 内科，1（2）：156-158.

陈岩，李幼辉，陆刚，等，2013. 脊髓型颈椎病患者术前心理状况调查及心理干预效果观察. 郑州大学学报（医学版），48（1）：140-142.

高菲，舒勤，2014. 骨科住院患者院前指数评分、领悟社会支持与抑郁. 中国实用护理杂志，30（z2）：168-169.

韩阳，2014. 术前集中护理管理对择期大手术患者负性情绪的影响. 现代医学，42（10）：1254-1256.

黄缤慧，褚成静，2017. 自杀行为内表型及研究进展. 重庆医学，46（2）：259-261.

屈俊宏，宁宁，李佩芳，等，2017. 脊柱外科入院患者情绪障碍调查研究. 华西医学，32（9）：1347-1350.

屈俊宏，宁宁，李佩芳，等，2018. 基于加速康复外科的骨科心理睡眠管理模式构建及效果评价. 华西医学，33（9）：1168-1172.

邵茜茜，刘东英，张振香，等，2019. 时间观疗法在精神障碍患者心理康复中的应用研究进展. 中华护理杂志，54（1）：130-134.

徐振伟，姜会枝，肖娜，等，2019. 人工全髋关节置换术围手术期的心理护理和康复训练指导. 河南外科学杂志，25（4）：183-184.

许建标，吴良丰，黄少龙，等，2017. 全髋关节置换术前、后外侧入路的临床对比研究. 中国医学创新，14（2）：41-44.

杨静，2015. 骨肿瘤患者的心理护理及社会支持. 世界最新医学信息文摘，15（45）：241.

杨秋燕，2015. 脊柱侧弯围手术期心理问题分析与护理. 护理实践，21（16）：139-140.

姚梅，宁宁，李佩芳，等，2017. 加速康复外科在脊髓型颈椎病患者围手术期心理管理中的应用研究. 华西医学，32（9）：1351-1354.

曾叶玲，2017. 合理情绪化疗法对高龄髋关节置换术患者术后负性情绪及疼痛感的影响. 临床护理杂志，16（2）：41-43.

张莉莉，2015. 授权教育在老年骨科创伤患者护理中的作用. 管理观察，4（10）：174-175.

赵贵淳，梁英，王骁，等，2015. 抑郁障碍住院老年患者的躯体症状及治疗后转归的1年随访. 中国心理卫生杂志，29（3）：204-209.

周瑶光，孙露娜，刘伟志，2019. 创伤后应激障碍的心理治疗：近5年RCT回顾. 解放军医学杂志，44（9）：797-807.

Egmond JCV，Verburg H，Mathijssen NMC，2015. The first 6 weeks of recovery after total knee arthroplasty with fast track. Acta Orthop，86（6）：708-713.

Noorbala AA，Ramazanzadeh F，Malekafzali H，et al，2008. Effects of a psychological intervention on depression in infertile couples. Int J Gynecol Obstet，101（3）：248-252.

O'donnell ML，Lau W，Tipping S，et al，2012. Stepped early psychological intervention for posttraumatic stress disorder, other anxiety disorders，and depression following serious injury. J Trauma Stress，25（2）：125-133.

Rahman A，2007. Challenges and opportunities in developing a psychological intervention for perinatal depression in rural Pakistan-a multi-method study. Arch Womens Ment Health，10（5）：211-219.

Ridgeway V，Mathews A，1982. Psychological preparation for surgery：a comparison of methods. Br J Clin Psychol，21（4）：271-280.

Xiao F，Song X，Chen QJ，et al，2017. Effectiveness of psychological interventions on depression in patients after breast cancer surgery：a meta-analysis of randomized controlled trials. Clin Breast Cancer，17（3）：171-179.

第九章 加速康复下骨科患者围手术期睡眠管理

睡眠是人类活动的重要组成部分，正常情况下每天需要7～8小时的睡眠。睡眠质量和生命质量息息相关，良好的睡眠对维持生命活动、保持身体和心理健康具有重要作用。睡眠障碍，即人或者动物睡眠模式的紊乱，是一种以嗜睡或者失眠为特征的医学疾病。住院患者因疾病的影响、环境的改变，睡眠障碍的发生率远高于正常人。睡眠障碍是影响其生活质量和疾病康复的重要因素。睡眠障碍可降低免疫力，增加罹患其他系统疾病的风险；对于外科患者来说，睡眠障碍会增加术后并发症的风险。相关研究发现，术后睡眠障碍会导致术后疲劳综合征、发作性低氧血症、心血管意外事件的发生，对患者术后康复存在负面影响，充足的睡眠对外科手术术后康复具有重要意义。因此，正确认识骨科患者睡眠障碍特点，了解其病因和评估方法，探索其治疗手段，可有效提高患者睡眠质量、促进患者加速康复。

第一节 骨科患者睡眠障碍

对于骨科患者来说，多数人是由于突然受到外伤或车祸而住进医院，精神上的打击、躯体的疼痛和固定体位等因素严重影响着患者的睡眠质量，有研究报道骨科住院患者中51.2%的患者有不同类型、不同程度的睡眠障碍，其中以入睡困难最为常见。

一、入睡困难是骨科睡眠障碍最常见的类型

有相关调查研究发现，骨科患者睡眠障碍中50%是入睡困难，可能是骨科自身的特点决定的。急诊占创伤骨科就诊人数的80%以上，面对突如其来的灾难、躯体的疼痛、陌生的病房环境、对手术安全性和预后效果的担忧等，患者的焦虑与抑郁等不良情绪严重影响了患者的睡眠质量。

二、疼痛是骨科睡眠障碍最主要的原因

大量研究表明，疼痛是导致骨科患者睡眠障碍最主要的原因。疼痛是大多数骨科疾病共有的症状，也是首发症状。疼痛影响睡眠，睡眠障碍进一步加重疼痛，两者互为因果。

三、睡眠障碍严重影响骨科患者的康复进程

睡眠障碍增加了骨科围手术期并发症发生的风险，增加了感染率和再入院发生率，严重影响患者的术后康复。方英磊等进行的随机对照研究发现术前睡眠质量较高的患者具有较低的术后疼痛、较短的屈膝 90°所需天数及术后住院天数、较低的术后抑郁及焦虑发生率、较高的住院满意度。因此，在加速康复模式下良好的术前睡眠质量能加速膝关节置换术后早期康复。Gong 等发现初次单侧膝关节置换术后患者的睡眠质量和术后膝关节活动度具有显著的相关性，给予唑吡坦改善睡眠的患者疼痛评分更低，阿片类药物和止吐药用药剂量也显著减少，术后膝关节活动范围也更大。另外，卿恩明等研究发现睡眠障碍会影响组织的生长与修复，妨碍伤口及骨折愈合，延长住院时间，增加住院花费，最终影响患者的术后康复。

（杨秀丽　李玲利　宁　宁）

第二节　骨科患者围手术期睡眠障碍评估与识别

常见的睡眠障碍有失眠、嗜睡、昼夜颠倒、梦魇、梦游症等，其中失眠是最常见的睡眠障碍类型，因此常用的评定量表主要针对失眠。睡眠质量和睡眠卫生是心理健康的重要标准之一，同时与患者的围手术期康复情况息息相关，故对患者进行围手术期睡眠障碍评估和识别具有重要的意义。

一、睡眠障碍评估工具

（一）良好睡眠的标准

良好的睡眠是正常工作和学习、保障疾病康复的基础。有学者提出良好睡眠的标准为入睡顺利，即入睡时间在10～15分钟，整个睡眠过程中不觉醒，睡醒之后感觉到清爽舒适。

（二）睡眠质量的评定

对于骨科住院患者来说，医护人员需要每天评估患者的睡眠质量，引导患者对前一天睡眠进行自评，并利用睡眠评估量表进行准确评定。睡眠质量的评定以睡眠率为标准，即实际入睡时间/床上时间×100%。睡眠质量分为 0～5 级，具体标准如下：0 级，睡眠质量高，睡眠率超过80%；1 级，睡眠质量尚可，睡眠率为 70%～80%；2 级，入睡困难，睡眠率为 60%～70%；3 级，轻度睡眠障碍，睡眠率为 50%～60%；4 级，中度睡眠障碍，睡眠率为 40%～50%；5 级，重度睡眠障碍，睡眠率＜40%。当患者达到轻度及以上睡眠障碍标准时，医护人员应予以重视，对患者进行心理疏导和给予药物干预。

（三）睡眠障碍的评估工具

对睡眠障碍的准确评估是治疗的基础，常用的睡眠障碍评估工具有匹兹堡睡眠质量指数（Pittsburgh sleep quality index，PSQI）、睡眠状况自评量表（self-rating scale of sleep，SRSS）和严重失眠指数等。

1. 匹兹堡睡眠质量指数（PSQI）　于 1989 年由 Buyss 等提出，由于简便易行，具有较高的信度和效度，与多导睡眠脑电图测试结果有较高的相关性，故成为临床工作中最常用的临床评估量表。PSQI 可评定患者最近 1 个月的睡眠质量，共有 19 个自评条目和 5 个他评条目，其中第 19 个自评条目和 5 个他评条目不算进得分。PQSI 包括主观睡眠质量、入睡时间、睡眠效率、睡眠障碍、镇静药物的应用和日常功能等 7 个部分，每个部分按 0、1、2、3 来记分，累计各部分得分为 PSQI 总分，得分范围为 0～21 分，完成该评定量表需要 5～10 分钟。得分越高表示睡眠质量越差，以 PSQI＞7 分为我国成年人睡眠质量有问题的参考值。PSQI≤7 分为睡眠质量较好，总分＞7 分为睡眠质量差。研究表明，PSQI 可用于对失眠患者的睡眠质量进行综合评价。

PSQI 量表的特点：①既评定了睡眠质量，又评定了睡眠时间；②评定时间明确具体，有助于鉴别暂时性和持续性睡眠障碍；③对评定条目按照 0～3 分计算，便于统计分析和比较；④不仅可以评价普通人的睡眠质量，也可以用于住院患者睡眠质量的评估；⑤PSQI 的评定结果与多导睡眠脑电图的测评结果相关性较高，具备可信度。综上所述，PSQI 对睡眠质量的评定具有重要的参考价值。

2. 睡眠状况自评量表（SRSS）　由李建明等于 2000 年设计，用于睡眠障碍的评估。此量表适用于筛选不同人群中有睡眠障碍者，也可用于睡眠障碍者治疗前后评定效果对比研究。与 PSQI 类似，SRSS 评定患者最近 1 个月的睡眠状况，总计 10 个条目，每个条目又分为 5 个等级（1～5），评分越高表示睡眠障碍越严重。此量表评分范围为 10～50 分，10 分表示完全没有睡眠问题。SRSS 已被广泛用于不同的群体，用来评估睡眠状况，具有良好的信度和效度。如用于评定治疗措施的效果，应在开始治疗或研究前让自评者评定 1 次，然后在治疗后或研究结束时再次评定，以便通过 SRSS 总分变化评估患者的睡眠状态变化。SRSS 使用简单，条目数量比 PSQI 更少，每个条目等级增加。但该量表相关的研究比较少，临床应用不如 PSQI 广泛。

3. 严重失眠指数　是一个自我报告的睡眠评估工具，主要评估患者失眠的严重程度。它包括 7 个条目，每个条目有 5 个备选答案，每个条目按 0～4 分进行评定，总分为 28 分，分数越高表示失眠越严重。Friedman 等选取上千人的样本进行对比研究后发现，严重失眠指数是诊断失眠的可靠评估工具，同时对临床患者的治疗反应很敏感。Yu 等研究发现，严重失眠指数可用于评估中国社区老年人失眠的严重程度和影响，医护人员可以用这个工具评估老年人失眠的严重程度。由此可见，严重失眠指数具有良好的信度和效度，可用于睡眠障碍的评定。相较于 PSQI 和 SRSS，严重失眠指数条目较少，可能不够全面和具体，因而在临床工作中应用较少。

4. 自编睡眠因素调查表　部分医疗单位会自行编制睡眠因素调查表，第一部分一般为基本情况，如性别、年龄、职业、骨折部分和时间、疼痛分级等；第二部分为睡眠情况，如入睡时间、睡眠时间、觉醒次数等。调查表由护士发放，并由护士指导患者自行填写。但是自编睡眠因素调查表适用范围较小，缺乏信度和效度，缺乏说服力。

二、睡眠障碍评估流程

睡眠障碍的评估需要医护人员和患者互相协作。医护人员自身要了解评估流程、评估标准和相关注意事项，患者要遵从医护人员的指导和管理。首次调查时间是入院后手术之前，便于及时发现患者的睡眠问题，针对影响患者睡眠的原因，进行护理干预。如有必要，积极治疗原发病。手术后出院前，再次对睡眠情况进行调查，分析干预措施的效果，评估患者术后睡眠质量，积极干预，保障患者加速康复。

（一）入院宣教

入院宣教内容主要包括让患者了解所患疾病的特点、手术过程和预后效果、围手术期注意事项等。对于睡眠问题，着重向患者介绍睡眠障碍的特点、原因及评估方法和其必要性，向患者讲述正确填写评估量表的方法。同时加强睡眠相关健康知识宣教，教会患者及时发现自身的睡眠问题，并能及时反馈给医护人员，以寻求帮助、共同制订措施，从而保证睡眠质量，促进患者康复。

（二）医护人员培训

科室统一对医护人员进行睡眠评估知识培训，让其了解评估的目的和意义，熟悉掌握资料收集的要求和方法，明确相关责任，确保收集到的资料的准确性和可靠性。

（三）患者自我评估

选择合适的睡眠障碍评估表，在患者入院后手术前完成第 1 次评定。评估表以患者自行填写为主，保证患者不受其他人的干扰，遇到有疑惑的地方，可以向医护人员咨询。对于文化水平低、理解能力差的患者，医护人员可协助填写。

（四）表格回收和数据整理

责任护士及时回收患者睡眠评估表，统计回收表格数目和最初发放的数目是否一致，保障测评的真实性和有效性。录入并计算每个患者所得分数，评估患者的睡眠质量。

（五）二次评定

在患者手术后出院之前，应对患者进行睡眠障碍的第二次评定，以判断睡眠干预措施是否有效，同时评估手术是否引起患者新的睡眠问题。对于患者术后存在的睡眠障碍，应予以干预和治疗，包括术后有效镇痛、服用改善睡眠的药物等。

（六）定期随访和评估

患者出院后的睡眠质量与患者的术后康复存在着明显的相关性，因此对于骨科患者的随访，不仅仅要了解患者的术后康复效果、有无并发症发生，也要评估患者的睡眠质量。睡眠评估是患者术后随访的重要部分，注意同一名患者住院中与出院后要使用统一的睡眠评估工具，以便于对比前后评估结果，观察患者睡眠质量的变化。

三、睡眠障碍评估的注意事项

对患者而言，评估需注意：①了解自身的身体状况，有无睡眠障碍病史，及时告知医护人员，及早干预；②睡眠障碍评估量表应结合自身的实际情况，自行填写，不能受其他人的干扰，要实事求是，保证评估结果的真实性；③有影响自己睡眠的情况时，如内心的恐惧和担忧、医护人员操作的噪声、周围患者制造的噪声等，应及时告知医护人员；④要在理解评估量表每一个条目后再进行填写，如有不明白的地方，可咨询医护人员；⑤及时随访，配合医护人员的工作；⑥对于服用药物治疗睡眠障碍的患者，患者应遵从医生的医嘱，按时服药，不可过量服用。

对医护人员而言，评估需注意：①医护人员自身要完成相关培训，明确整个流程，了解评估过程中可能存在的问题及解决方法；②评定结束时，应仔细检查患者自评结果，判断是否存在漏评及相同条目的重复勾选；③睡眠障碍评估以患者自评为主，医护人员不能先入为主，干扰患者的评定结果；④采用统一的睡眠障碍评估工具，便于纵向比较，观察患者围手术期睡眠质量的变化；⑤对于服用药物治疗睡眠障碍的患者，医护人员应严格评估患者的用药时间和剂量，观察患者的睡眠质量，避免用药过量等不良事件发生。

睡眠障碍是骨科患者的常见病，是一种以主观感受为主要症状的慢性疾病，而在目前的临床研究中，缺乏能够反映失眠症疗效的客观检查指标，需要医护人员对患者进行观测和评估。选择常用的、简单易行的评估量表，按照正确的流程对患者的睡眠状态进行评估，了解患者的睡眠质量，是保证患者围手术期安全和康复效果的重要环节。

（杨秀丽　王立群　李玲利　宁　宁）

第三节　骨科患者围手术期睡眠障碍支持与管理

长期以来，睡眠障碍的治疗有药物和非药物 2 种方法，但是大多数催眠药存在耐受性和依赖性等问题，长期服用可导致睡眠结构紊乱、认知运动功能障碍、记忆力下降等不良反应，因此非药物干预方法在改善睡眠障碍方面同样重要。

一、睡眠障碍的非药物干预

（一）认知行为疗法

认知行为疗法（cognitive behavioral therapy, CBT）是相对安全、有效而持久的一种疗法，通过调整与睡眠有关的消极想法、改变不正确的睡眠习惯，提高睡眠质量，主要包括认知疗法和行为疗法。认知疗法包括认知干预、睡眠教育，通过对骨科住院患者进行健康教育，转变患者对睡眠和疾病的错误认识，改变患者的生活方式和生活环境，从而提高睡眠质量。行为疗法包括放松疗法、刺激控制疗法、睡眠限制疗法、矛盾意向法等。放松疗法是通过有意识地按一定顺序逐步放松和绷紧肌肉，在生理、精神上达到放松状态，继而改善睡眠质量。睡眠限制疗法，是通过限制卧床时间，增加日间疲乏，激发当晚的睡眠，从而提高睡眠效率。刺激控制疗法，通过控制与失眠有关的条件，使机体形成正常的睡眠-觉醒节律，如每天固定时间起床，仅在有睡意时才上床睡觉，若15～20分钟不能入睡，则立即起床等。肌肉松弛、呼吸松弛训练，自我睡眠与意象调整能有效改善骨科住院患者的不良睡眠习惯与作息行为，从而提高睡眠质量。

（二）运动疗法

相关系统评价已经证明了运动具有改善睡眠的疗效。对于择期手术的骨科患者，在病情允许的情况下，适当进行运动锻炼，如上下楼梯、有氧健身操、太极拳等，可以加快机体的新陈代谢，增强免疫功能，提高心排血量，从而提高血氧含量，有效提高睡眠质量。太极拳作为中华民族传统的体育健身项目，具有提高机体免疫力，影响血液循环、代谢、内分泌功能等作用，且不属于剧烈运动，对心血管系统和微循环的影响适中。对于骨科卧床患者，应指导其主动行四肢功能锻炼、患肢等长收缩锻炼、呼吸功能锻炼等，有利于促进血液循环，改善睡眠。

（三）光照疗法

适当的光照能缓解夜间躁动，提高睡眠质量，光照疗法因此被广泛应用于治疗睡眠障碍及精神障碍性疾病。光照可以抑制褪黑素形成，而褪黑素水平的变化会改变患者的昼夜节律，从而影响睡眠。增加白天光照、减少夜间光照有利于夜间睡眠，促进昼夜节律的形成。国外利用光照疗法改善睡眠的研究与干预已较为成熟，Ancoli-Israel对乳腺癌化疗患者采用光照疗法，结果表明光照疗法可以改善化疗期间乳腺癌患者疲乏状态及缓解睡眠障碍，提高其生活质量。

（四）音乐疗法

音乐疗法是利用音乐对人体心理、生理功能的影响来训练、矫正某些患者的生理缺陷，缓解不良的精神情绪。音乐的节奏会影响人体的激素，特别是一些60拍/分的古典协奏曲，频率与人的脉搏相近。当患者聆听这种音乐时，身体就会倾向按照它的节奏活动，心脏搏动的频率也会放慢，这种状态下的人的身体是放松的，内心是安谧的，情绪是稳定平衡的，使患者更容易缓解疲劳，从而很快进入梦乡，提高睡眠质量。曹燕华通过对57例肺癌患者进行干预，发现商调音乐可以改善肺癌患者化疗期间的睡眠质量与身心健康，从而减少催眠药的使用量。Meta分析显示音乐疗法也可以通过改善与睡眠障碍相关的沮丧、焦虑情绪，产生情感效应，从而提高睡眠质量。

（五）中医疗法

1. 耳穴贴压疗法　是以中医经络和人体全息理论为基础，用胶布将王不留行籽贴于耳穴处，通过刺激此处穴位调节相关经络，推动气血运行，以达到治疗目的的一种外治疗法。耳穴贴压取心、神门和皮质下，可调节大脑皮质的兴奋与抑制，从而调节阴阳，起到宁心安神的作用，其共为治疗失眠的要穴。杨媛媛等综合 939 例耳穴贴压疗法治疗失眠的受试者进行 Meta 分析，结果显示耳穴贴压疗法的疗效优于针刺组及药物组，并且其具有简便易行、刺激持续而不强烈、作用持久、疗效显著、无毒副作用等特点。

2. 针灸　陈燕坤运用针灸治疗 360 例睡眠障碍者，5.3% 无效，总有效率达 94.7%。国外学者 Choi 的系统评价结果显示针灸治疗癌症相关睡眠障碍的疗效可能比药物治疗更好。具体方法：患者取卧位，用 75% 乙醇溶液常规消毒需取穴位的皮肤，于百会、神庭、四神聪向后斜刺 20～25mm，神门直刺 15mm，三阴交直刺 15mm，每天针刺 1 次，留针 30 分钟，10 次为 1 个疗程。因为针灸是侵入性操作，并且技术要求高，需要有经验的中医专家进行操作。

3. 中药足浴　足浴的主要作用是调节人体阴阳平衡、脏腑气血功能，通过经络传导达到疏经活血、行气逐瘀的目的。足是三阴经之始，三阳经之终，人体内最重要的 12 条经络中 6 条起止于足部。中药足浴，具有热、药的双重作用，热能疏松腠理、活血通络，药物在热能的作用下通过腧穴直接被吸收进入血络而发挥药效，调理机体功能，改善睡眠。中药足浴操作简单，是一种非侵入性操作，安全可靠，作为改善睡眠的可行方法，具有临床推广价值。

4. 中药香袋　陆瑾将石菖蒲、山柰、豆蔻等中药按一定比例混合打成粉末状；将粉末装入应用纯棉布料裁剪成心形的中药香袋，指导患者将中药香袋放于枕边或悬挂于床栏上，以闻到中药气味为宜，促进患者睡眠。

5. 按摩疗法　夏素华用推拿按摩疗法治疗失眠效果良好。常用穴位和手法：①攒竹穴，用两拇指自下而上交替推两眉间至前发际，反复 30 次；②坎宫穴，两拇指分推自眉头至眉梢，反复 30 次；③太阳穴，两手中指按揉眉梢凹处，反复 30 次；④风池，两拇指旋转按揉胸锁乳突肌与斜方肌之间凹陷处，反复 50 次；⑤百会，用拇指按揉两耳尖直上头顶的中点，反复 50 次；⑥中脘，手掌旋转按揉脐上 4 寸，反复 100 次。

6. 睡眠知识宣教　在尊重患者以往睡眠习惯及病情允许的基础上，建议患者午后以左侧卧位睡眠，时间不超过 1 小时，以利于消化吸收，使肝脏获得更多的血供营养；晚间以右侧卧位为主，全身肌肉松弛，肝脏处于自然位置且不压迫心脏，有利于胃的排空，以便睡得更安稳、舒适。睡前不宜过饱，进食含水较少的食物，忌饮浓茶、咖啡等兴奋性饮料，如有饥饿感，可进食一杯麦片。听柔和、舒缓的音乐，保持平和心态。

（六）其他干预措施

护士要综合考虑一切可能造成患者失眠的环境因素，并消除不利影响，帮助患者尽快熟悉环境。合理安排病室，分配病房尽量按病情轻重、年龄等进行，以免患者因病情、年龄、睡眠习惯而互相影响。病房设置光线柔和的床头灯，避免光线直射患者的眼睛。护士夜间查房和治疗时要做到"四轻"，即说话轻、走路轻、关门轻、操作轻，并尽可能改进夜间工作流程。根据病情要集中治疗和护理，实行个体化护理。在不影响疗效的前提下，不在患者睡眠时进行治疗，必须进行的治疗和护理应合理地穿插于患者的自然觉醒时进行，减少对患者的干扰。

骨科患者围手术期应用解痉、镇静、镇痛药物可能会让患者产生尿潴留等现象，甚至会出现腹胀和腹痛。手术后精神紧张、卧床排尿等可增加尿潴留发生的风险，睡眠质量难以提高。医护人员应指导患者术前练习床上排便，消除其紧张情绪。对于病情重或手术创伤大的患者，术中应放置尿管，术后做好尿道口护理，病情许可的情况下，应尽早拔除尿管，避免尿路感染，鼓励患者多饮水，自行排尿。

二、睡眠障碍的药物干预

根据患者的实际情况与医嘱给予镇痛、抗焦虑及辅助睡眠药物。在患者用药过程中，严密观察患者的反应，若出现异常情况，则需要及时处理。

对于骨科患者而言，疼痛是影响睡眠的主要原因，目前对疼痛的护理干预观点认为，对于性质明显、原因清楚的疼痛，应采取预防性用药，定时给药，而不是待疼痛难以忍受时才给药。对于住院患者，应做好疼痛知识宣教，让患者了解疼痛评分标准，能对疼痛进行自我评分，以便帮助医生合理用药。医生则应根据具体情况给予患者个体化的镇痛、辅助睡眠治疗，常用药物如下：

塞来昔布：200mg，口服，每天 2 次，主要用于术前缓解骨关节炎、类风湿关节炎、强直性脊柱炎、骨肿瘤等疾病引起的疼痛。既往使用阿司匹林或其他非甾体抗炎药后出现哮喘、荨麻疹或过敏性反应者，对磺胺类药物存在超敏反应者禁用。

洛索洛芬钠片：60mg，口服，每天 3 次，主要用于缓解上述疾病术前疼痛或术后疼痛。有活动性消化性溃疡/出血的患者，或者既往曾复发溃疡/出血的患者，严重血液学异常的患者及严重肝功能损害患者禁用。

地西泮片：2.5mg 或者 5mg，睡前半小时口服，主要用于抗焦虑、镇静催眠、缓解炎症引起的肌肉痉挛等。

阿普唑仑：0.4mg，睡前半小时口服，用于抗焦虑、镇静催眠、缓解炎症引起的肌肉痉挛等。

对于骨科术后患者，除了上述口服镇痛、抗焦虑药物外，还可采用肌内注射、皮下注射或静脉注射镇痛、催眠药物针剂。值得注意的是，对于睡眠障碍，不管是非药物干预还是药物干预，都要因人而异，因病情而异，联合应用方能达到促进睡眠的理想效果。同时在用药的过程中，应注意药物的不良反应，防止因患者服药后注意力不集中等而发生跌倒、嗜睡等不良后果，在保障患者睡眠质量的同时加速患者康复。

（李剑霞　王　晶　李玲利　宁　宁）

参 考 文 献

陈丽华, 华琳, 聂乔露, 2016. 耳穴埋压联合中药足浴治疗老年患者失眠的疗效观察. 当代护士(上旬刊), 23(10): 107, 121-122.

李建明, 2012. 睡眠状况自评量表（SRSS）简介. 中国健康心理学杂志, 20（12）: 1851.

李湘荣, 2012. 骨科患者睡眠障碍的相关因素及护理进展. 天津护理, 20（5）: 353-355.

刘雨威, 郝晶, 连艳娜, 等, 2019. 2 型糖尿病患者睡眠与抑郁状况与执行功能的相关性. 中国老年学杂志, 39（20）: 5095-5098.

庞亚玲, 2018. 内科住院病人睡眠质量及影响因素的调查及护理. 智慧健康, 4（2）: 130-131.

沈彬, 翁习生, 廖刃, 等, 2016. 中国髋、膝关节置换术加速康复——围术期疼痛与睡眠管理专家共识. 中华骨与关节外科杂志, 9（2）: 91-97.

吴炜炜, 兰秀燕, 邝惠容, 等, 2016. 传统健身运动对老年人睡眠质量影响的 Meta 分析. 中华护理杂志, 51（2）: 216-224.

杨媛媛, 王燕, 李文文, 等, 2015. 耳穴贴压治疗失眠疗效的 Meta 分析. 护理学杂志, 30（5）: 4-8.

张景琼, 2006. 睡眠障碍及健康教育. 中国民康医学,（02）: 57-59.

张艳新, 李争, 李风森, 2019. 稳定期慢性阻塞性肺疾病患者睡眠质量与肺功能相关性研究. 世界最新医学信息文摘, 19（66）: 157-158.

Cai H, Shu XO, Xiang YB, et al, 2015. Sleep duration and mortality: a prospective study of 113 138 middle-aged and elderly Chinese men and women. Sleep, 38（4）: 529-536.

Friborg O, Bjorvatn B, Amponsah B, et al, 2012. Associations between seasonal variations in day length(photoperiod), sleep timing, sleep quality and mood: a comparison between Ghana（5 degrees）and Norway（69 degrees）. J Sleep Res, 21（2）: 176-184.

Friedman L, Spira AP, Hernandez B, et al, 2012. Brief morning light treatment for sleep/wake disturbances in older memory-impaired individuals and their caregivers. Sleep Med, 13（5）: 546-549.

Lee H, Kim S, Kim D, 2014. Effects of exercise with or without light exposure on sleep quality and hormone reponses. J Exerc Nutrition Biochem, 18（3）: 293-299.

Mathias JL, Alvaro PK, 2012. Prevalence of sleep disturbances, disorders, and problems following traumatic brain injury: a meta-analysis. Sleep Med, 13（7）: 898-905.

Meltzer LJ, Johnson C, Crosette J, et al, 2010. Prevalence of diagnosed sleep disorders in pediatric primary care practices. Pediatrics, 125（6）: e1410-e1418.

Mitchell MD, Gehrman P, Perlis M, et al, 2012. Comparative effectiveness of cognitive behavioral therapy for insomnia: a systematic review. BMC Fam Pract, 13: 40.

Mokhlesi B, Temple KA, Tjaden AH, et al, 2019. The association of sleep disturbances with glycemia and obesity in youth at risk for or with recently diagnosed type 2 diabetes. Pediatr Diabetes, 20（8）: 1056-1063.

Ohkawa N, Shoji H, Ikeda N, et al, 2017. Relationship between insulin-like growth factor 1, leptin and ghrelin levels and catch-up growth in small for gestational age infants of 27-31 weeks during neonatal intensive care unit admission. J Paediatr Child Health, 53（1）: 62-67.

Pines A, 2017. Sleep duration and midlife women's health. Climacteric, 20（6）: 528-530.

Poljaroen J, Tinikul R, Anuracpreeda P, et al, 2018. The expression and distribution of a leptin receptor in the central nervous system, digestive organs, and gonads of the giant freshwater prawn, Macrobrachium rosenbergii. Acta Histochem, 120（4）: 373-384.

Schenck CH, 2013. Family history of REM sleep nti-inf disorder more common in individuals affected by the disorder than among unaffected individuals. Evid Based Ment Health, 16（4）: 114.

第十章　加速康复下骨科患者围手术期健康教育

第一节　加速康复下护理健康教育概述

一、护理健康教育的概念

护理健康教育是健康教育大系统中的一个分支，是以护士为实施主体的，针对患者或家属所开展的一系列有组织、有计划、有评价的连续、系统、个体化的健康教育服务。护理健康教育使患者认识自身疾病、了解康复相关知识，且能积极配合与主动参与到医疗护理活动中，提高患者自我保健意识和自我护理能力，缓解患者焦虑情绪、减轻痛苦、树立信心，达到防治疾病、保持健康、促进康复、建立健康行为、提高健康水平和生活质量的目的。护理健康教育丰富了临床护理的工作内容，并为提高护理质量提供了有力保障。

二、加速康复下护理健康教育的目的与意义

加速康复理念是指围手术期采取一系列有循证医学理论依据的优化措施，以减少或降低机体应激反应，减少术后器官功能障碍和并发症，减轻术后疼痛，缩短住院时间和降低住院费用，最终达到加快患者术后康复进程的一系列创新理念。它贯穿骨科患者围手术期的各个环节，包括院前、院中、术前、术中、术后、院后等整个过程，而护理健康教育又是促进加速康复理念顺利实施的重要手段。

加速康复模式下的护理健康教育主要围绕着骨科加速康复要素展开一系列健康教育，包括预康复锻炼、营养管理、术后早期功能锻炼、尽早拔除引流管、疼痛管理、预防深静脉血栓（VTE）、液体管理等模块。通过规范、全程、延续的护理健康教育，患者及家属能够充分理解加速康复的安全性，提高依从性，积极参与治疗过程，同时培养其较强的自护能力，更快恢复机体的正常功能，减轻焦虑情绪，减少并发症发生率，实现术后的高质量康复，即无痛苦、无应激、无风险，提高其满意度，使其尽早回归社会生活。

三、加速康复下常见的护理健康教育方法

如何让患者在短时间内掌握大量的加速康复下围手术期注意事项、康复知识及功能锻炼技能，是骨科护理的重要课题，因此高效、延续、全程的护理健康教育显得尤为重要。随着近年来科技的发展及加速康复、骨科康复护理学等新理念的应用，各种各样的护理健

康教育方法应运而生。

（一）多学科联合的语言教育方法

语言教育方法又称口头教育方法，即通过语言的交流、讲解及宣传护理健康教育知识，增加受教育者对健康知识的理性认识，如讲授法、谈话法、咨询法、座谈法等。该方法简便易行，一般不受时间、地点的限制，不需要特殊的设备，具有较大的灵活性。加速康复模式下的语言教育方法需要医生、护士、临床营养师、麻醉师、心理咨询师等组成的多学科团队协作完成，并贯穿骨科患者围手术期的始终。

（二）文字教育方法

文字教育方法即通过一定的文字传播媒介并借助受教育者的阅读能力来达到护理健康教育目标的一种方法，如健康宣教手册、海报、书籍等。与传统模式相比，加速康复模式下短暂的门诊就诊（即语言教育方法）已不能满足患者的知识需求，因此，在院前即向患者发放健康宣教手册，使其在等待入院期间随时、反复地学习加速康复模式下院前相关注意事项，如进行合并疾病管理及进行预康复锻炼等，将自身调节到适合手术的最佳状态。同时，可将骨科专科健康教育资料装订成册悬挂在每个病房中，供住院患者随时阅读学习，以提高相关依从性。

（三）实践教育方法

实践教育方法是指通过一系列实践操作指导受教育者，使其掌握一定的健康护理技能的方法。由于骨科老年患者较多，文化水平普遍较低，对书面文字的理解和掌握较难，并且康复锻炼对骨科患者预后尤为重要，因此实践教育方法在骨科患者中应用较为广泛。加速康复模式鼓励患者术前进行预康复锻炼、术后进行早期功能锻炼，医护人员在术前对患者进行一对一的康复实践示范，或邀请病房内同病种术后康复较好的患者进行功能锻炼示范，可加强患者记忆，确保每名患者掌握正确的功能锻炼方法，促进患者早期康复。

（四）电化教育方法

电化教育方法是运用现代化的声、光等设备，向受教育者传送教育信息的教育方法，如广播录音法、电影电视法、计算机辅助教育法、网络教育法等。随着手机的普及及无线网络建设的发展，各种宣教 APP 及小程序应运而生，医护人员可向患者推送多媒体课件或视频，让患者反复观看、学习并练习，刺激患者及家属的学习兴趣和积极性，提高学习效率，促进其掌握健康知识，以利于康复。

（五）综合教育方法

综合教育方法是指将语言、文字、实践、电化等多种健康教育方法适当配合、综合应用的一种护理健康教育方法。根据患者需求制订个体化的宣教方案，采取丰富多彩的宣教形式及教育方法，对患者及家属进行健康教育，以达到最佳的治疗效果，使患者得到最好、最快、最全面的康复。

（段闪闪　侯晓玲　陈佳丽）

第二节　加速康复下骨科患者健康教育

浙江大学梁廷波教授指出加速康复的精髓是完善临床细节，减少患者的应激反应，而在临床实践中医务人员对加速康复认识程度不同，会导致开展加速康复工作的效果和程度也不一样。加速康复外科至今已进入中国十余年，在骨科界已取得令人满意的临床效果，四川大学华西医院骨科护理团队在探索和开展加速康复护理管理中也取得了一定的成效，现就骨科患者的围手术期健康教育阐述如下。

一、院前健康教育

在门诊拟定骨科患者住院手术起，骨科医生和护士即开始对患者进行健康教育，使患者在入院前将生理、心理、社会等各方面调整到适合手术的最佳状态。

医生会详细评估患者的并存疾病及其目前的控制情况，评估患者肌力、心肺功能，筛查患者血常规、肝肾功能、炎性指标等。对于贫血及营养不良的患者，指导其调整膳食结构（高蛋白、高维生素饮食）、口服铁剂等以改善贫血。同时，教会患者预康复的方法。随后，护士会再次向患者及其家属交代入院及住院相关注意事项，减轻患者对住院手术的焦虑、恐惧情绪，提高患者诊疗依从性。

（一）入院办理流程

医生开具入院证后，患者到入院服务中心登记入院。待接到入院电话通知后，患者在规定时间内，持入院证、就诊卡、医保卡、身份证至入院服务中心办理入院手续，后到骨科病房住院治疗。

（二）等待入院期间患者注意事项

预防皮肤破损，禁止抓挠术区皮肤，如有手足癣等，应及时积极治疗；1～2个月内禁止手术部位穿刺、针灸等有创操作；预防感冒，多饮水，保持会阴部清洁，预防泌尿系统感染；加强营养，治疗贫血；控制体重，体重指数在 $28kg/m^2$ 以上者应适当减肥。注意在入院前近期存在感冒、腹泻、拔牙、心肌梗死、心绞痛、针灸和局部穿刺注射用药及女性患者处于月经来潮期等情况，请将其务必告知医生。

（三）用物准备

证件（医保卡、身份证、就诊卡）；根据医嘱备齐住院费；日常生活用品（牙膏牙刷、毛巾、防滑鞋、坐式坐便器等）；相关辅具（拐杖、助行器）。

（四）预康复

预康复是基于加速康复优化理念提出的术前管理新策略，着重强调术前优化患者的心肺功能和运动能力，增强个体功能储备，使患者更好承受手术应激，改善患者预后。具体如下：根据对应的骨科病种加强肌肉力量及关节活动度的锻炼；术前至少 2 周戒烟，进行心肺功能锻炼；提前学会佩戴腰围或使用助行器、拐杖等。

（五）药物管理

对于骨科合并其他慢性疾病的患者，如高血压患者，遵医嘱按时口服降压药，将血压控制在正常范围内，但口服利血平者需在术前停药 1 周以上；糖尿病患者请遵内分泌科医嘱规范用药，术前血糖尽量控制在空腹 5～7mmol/L，餐后 2 小时 7.8～10mmol/L。

其他药物，如阿司匹林、华法林等抗凝药，就诊时需咨询医生是否需停药/换药。镇痛药等需遵医嘱继续规范用药。

二、入院健康教育

（一）环境介绍

主管护士在作自我介绍与主管医师介绍后进行环境介绍，包括医院、病房环境，护士长办公室及医生办公室位置，电梯与安全通道位置，病房规章制度（陪伴探视制度、作息时间、订餐方法等）。

（二）入科宣教

有效的入科宣教是病室安全管理与正常运行的基础。主管护士应告知患者及其家属：禁止吸烟、饮酒；妥善保管个人财物，避免遗失；外出检查均由院内中央运输工人前来带领，以保证安全，请勿自行外出检查；住院期间患者禁止私自外出，一旦离院，后果自负；医院营养科提供床旁订餐与特殊饮食，如糖尿病餐等；预防感冒、避免皮肤破损；穿防滑的鞋子，常用的日用品放在易拿取的位置，床上休息时注意床档保护，避免跌倒/坠床发生。

三、术前健康教育

（一）术前营养支持

骨科手术一般手术时间长、术中出血多及对患者营养要求较高。患者入院后责任护士在对患者进行营养风险筛查的基础上，根据营养评估结果给予饮食指导，如进食高蛋白、高能量及富含维生素食物等。同时，对于加速康复理念下术日患者的要素饮食，主管护士需在术前各个时间点询问并提醒患者进餐，以保障患者术中机体所需能量、降低术中胰岛素抵抗、减少手术应激。

（二）疼痛宣教

疼痛管理是加速康复实施中的一个重要环节，良好的镇痛是改善患者焦虑情绪、术后早期下床活动和早期经口进食的必要前提。目前加速康复疼痛管理提倡预防镇痛、多模式镇痛、个体化镇痛，但受传统理念的影响，个别患者镇痛依从性不高，故主管护士应加强患者疼痛宣教，提高患者镇痛依从性。

（三）心理护理

主管护士使用华西心晴指数量表评估患者心理情况，对患者提出的疑问进行解答，满足患者合理的需求；组织患者观看健康宣讲视频，内容包括手术方式介绍、功能锻炼方法及患者预后；鼓励患者与同房间已手术患者进行沟通交流，树立信心，缓解焦虑或抑郁症状。

（四）用药指导

主管护士需根据患者病情及医生用药方案对患者进行个体化、专业的用药指导。例如，降压药服用后半小时内尽量减少活动；糖尿病患者进食前应遵医嘱注射胰岛素，并记录进食的时间，以便准确监测餐后血糖等；保证夜间充足的睡眠，可遵医嘱口服阿普唑仑或地西泮改善睡眠。

（五）术前排尿训练指导

研究指出，骨科患者术前进行排尿训练有助于患者术后顺利排尿，可有效降低术后排尿困难和尿潴留的发生率，减轻患者痛苦，加快患者康复。在临床护理工作中，护士需认真且耐心地对患者进行术前排尿宣教，使其认识到该训练方法的重要性与必要性，促进患者快速康复。

（六）术前一天健康宣教

①备干净病员服，告知患者术前清洁皮肤后，不穿内衣裤，只穿病员服，清洁皮肤时避免皮肤破损，避免抓、挠等使皮肤破损的方式，同时避免感冒；②询问患者是否有义齿、体内内植物等，有义齿者将义齿取出用清水浸泡；③嘱患者取下佩戴的项链、手镯、戒指等首饰与金属物品；④告知患者术前禁食禁饮时间；⑤遵医嘱准备膝支具、梯形枕等用具至床旁；⑥如有高血压，术晨只饮少许水将降压药服下；⑦在手术室人员接患者入手术室时，嘱患者排空膀胱，确认留置针处于备用状态后，遵医嘱为患者输入钠钾镁钙葡萄糖注射液/平衡液，约30滴/分，缓慢滴注维持，主管护士与手术室人员共同核实患者身份信息并交接术中带药、影像学资料、病历、术中用物等后送患者入手术室。

四、术后健康教育

患者麻醉清醒回病房后，护士需立即遵医嘱给予患者床旁心电监护及吸氧，监测患者生命体征；根据患者术式给予相应体位护理，保持患肢处于功能位；妥善固定各类管道，保持引流通畅。同时护士还需给予患者及其家属及时和专业的健康教育，达到良好的医护患配合，以有效减轻患者及其家属的紧张、焦虑等不良情绪，加速患者康复，提高患者满意度。

（一）术后早期进食

加速康复理念强调全身麻醉清醒后应尽快开始进饮和进食，可以减少术后低钾血症的发生，加快肠道功能恢复，减少便秘，加速术后康复。一般患者术后回病房麻醉完全清醒后即可少量饮水，若无不适，可逐渐增加饮水量并尝试进食。告知患者进食原则是根据患者自主需要及胃肠耐受情况，少量多次，循序渐进，尽快过渡到正常饮食。

（二）体位指导

患者麻醉清醒后，即可摇高床头，取半卧位。根据患者疾病种类及手术方式，抬高患肢，减少患肢肿胀，并保持患肢处于功能位。同时对骨科术后体位有特殊要求的患者，给予床旁体位管理并指导。

（三）术后多模式镇痛及个体化镇痛

手术完毕返回病房后采用超前镇痛模式和多模式联合镇痛。遵医嘱予以镇痛治疗，并指导患者进行自我疼痛评估，出现疼痛爆发时，及时告知医护人员给予处理。

（四）鼓励尽早排尿排便

对于术中未放置保留尿管的患者，术后嘱其尽早排尿。如排尿困难，可给予诱导排尿。对于排便困难的患者，可遵医嘱使用麻仁丸、聚乙二醇 4000 散（福松）等口服药，必要时可用开塞露塞肛或灌肠。

（五）引流管护理指导

对于无引流管的患者，需随时检查伤口周围有无渗血渗液、红肿等炎性反应；对于有引流管的患者，嘱家属勿自行倾倒引流液，保持引流管引流通畅，避免反折、牵拉甚至脱出。如发现异常，则及时告知医护人员。

（六）早期功能锻炼

术后长时间卧床不但会导致肌肉力量减弱或消失，削弱肺功能及氧合，而且由于下肢静脉回流缓慢，容易诱发静脉血栓及肺栓塞。因此，医护人员应鼓励、监督和指导患者术后早期进行功能锻炼，以促进患者胃肠蠕动、改善血液循环、增加肺活量、减少血栓形成和肌肉失用性萎缩等。患者麻醉清醒后即可取半坐卧位，做肺功能训练，预防肺部感染；同时开始进行踝泵运动、伸膝练习等，术后根据病情在医护人员指导下早期下床，促进康复。

（七）心理睡眠指导

不良情绪及睡眠障碍均为影响患者加速康复的重要因素，因此，护士应鼓励患者主动表达心理诉求，及时寻求帮助；睡眠不佳的患者，可遵医嘱使用催眠药。

（八）其他指导

指导患者床上翻身、抬臀，预防压疮；告知患者输液管、尿管、引流管、吸氧管等应避免折叠、防止脱落等注意事项；嘱患者多饮水以预防泌尿系统感染。

五、院后健康教育

全面详尽的出院指导是促进患者加速康复的重要组成部分，能够有效避免患者因缺乏术后相关健康教育知识而出现术后恢复不良、关节感染、关节脱位等并发症。

（一）伤口护理指导

指导患者出院后自我观察伤口有无红肿热痛等异常，有则及时就诊；院后遵医嘱就近到正规医院进行伤口换药及拆线等。

（二）预防跌倒

跌倒会造成手术部位的二次损伤，增加再次手术的风险。嘱患者注意出院后日常生活的安全，降低一切可能发生跌倒的风险，如穿防滑鞋、穿合适长度的衣裤、将常用物品放于易拿取的位置、避免走路过快等。

（三）饮食指导

骨科术后饮食以加强蛋白质摄入为主，配合新鲜蔬菜，但特殊疾病患者除外（如糖尿病患者、严重肾病综合征患者），合理饮食的同时有效控制体重。

（四）预防感染

注意保暖，预防感冒，继续进行肺功能训练（深呼吸、有效咳嗽）；出院后患者若有感冒发热、拔牙或行胃镜肠镜等一切侵入性检查或治疗则有可能出现感染，必要时到医院复诊，或口服抗生素预防切口及假体感染。

（五）功能锻炼

出院后，按计划进行功能锻炼，每天分早中晚进行功能锻炼，并严格记录功能锻炼的日期。

（六）用药指导

遵医嘱继续预防深静脉血栓，口服利伐沙班片、阿司匹林等预防血栓，若服药期间患者出现牙龈出血、排黑便、皮下瘀斑、伤口渗血等表现，需立即停用，并及时就诊；遵医嘱口服非甾体抗炎药如塞来昔布（西乐葆）、洛索洛芬钠（乐松）、双氯芬酸二乙胺（扶他林）等控制疼痛；保持良好的睡眠，必要时遵医嘱服用催眠药。

（七）复诊指导

术后第 1、2、3、6、9、12 个月来院门诊复诊，以后每年复诊 1 次。

（段闪闪　侯晓玲　陈佳丽）

参 考 文 献

段闪闪，宁宁，周婷，等，2018. 加速康复外科模式下术前排尿训练联合限制性输液对人工全膝关节置换术患者术后排尿的影响. 华西医学，33（12）：1491-1494.

侯玉清，黄莉，谭舒尹，2011. 多媒体课件在骨科患者健康教育中的应用. 中外医疗，30（9）：138.

胡华琼，吴瑞勤，魏小丽，等，2015. 住院病人护理健康教育指导. 武汉：华中科技大学出版社.

黄柳华，翁琼英，刘楚霞，等，2011. 情景健康教育在骨科的应用. 国际护理学杂志，30（2）：258-260.

李士红，2019. 加速康复外科理念在普外科围术期护理中的应用现状与展望. 齐鲁护理杂志，25（4）：1-4.

陆佳韵，刘薇群，汤培凤，2013. 我国护理健康教育模式的研究进展. 上海医药，34（22）：9-12.

马丽琴，2011. 骨科外伤患者术前的心理反应及护理干预. 中国社区医师（医学专业），13（10）：379.

裴福兴，翁习生，2017. 现代关节置换术加速康复与围术期管理. 北京：人民卫生出版社.

单伟颖，2011. 护理健康教育. 北京：人民军医出版社.

沈文霞，宁余音，2014. 骨科健康教育模式及方法的研究进展. 全科护理，12（2）：112-114.

谢钽辉，易银芝，董林，2007. 多媒体技术在儿童骨科手术患者健康教育中的应用. 护士进修杂志，22（11）：1046-1047.

张英梅，杨骏，吴丽心，2012. 卡片式健康教育处方在骨科患者健康教育中的应用. 护理实践与研究，9（13）：139-140.

Dorr LD，Maheshwari AV，Long WT，et al，2007. Early pain relief and function after posterior minimally invasive and conventional total hip arthroplasty. A prospective，randomized，blinded study. J Bone Joint Surg Am，89（6）：1153-1160.

Sandrin B，2013. Health education，therapeutic education and health promotion：educational methods and strategie. Sante Publique，25（2 Suppl）：S125-S135.

Whitehead D，2001. Health education，behavioural change and social psychology：nursing's contribution to health promotion. J Adv Nurs，34（6）：822-832.

第十一章　加速康复下骨科患者延续护理管理方案

延续护理（transitional care, TC）是将住院护理服务延伸至社区或家庭的一种新的护理模式，它是对患者在不同医疗机构之间的转移期内健康问题和健康需求的关注和应对。作为加速康复外科实施环节中的重要组成部分，延续护理顺应了医疗护理技术的发展，充分体现了以人为本、以患者为中心的服务理念。患者在院内接受专科治疗和传统护理康复出院后，并不意味着医疗服务的终结，在回归家庭后仍需要继续进行后期康复和保健。但是目前我国社区医疗和家庭医生专业水平参差不齐，相关制度尚不完善，迫切需要建立患者出院后规范化、系统化的随访管理体系，以满足患者需求，减少患者出院后非计划再入院，促进患者加速康复。

一、明确加速康复下骨科患者延续护理管理方案目的

（1）优化延续健康管理模式，确保患者出院后能够得到从医院到社区及家庭的深入及时的专业管理，减少术后并发症，促进患者功能康复及降低医疗风险，从而保障加速康复效果。

（2）个性化制订骨科患者随访计划，包括伤口评估处置、疼痛干预、血栓防控、营养管理、患肢功能锻炼、康复指导等。确保手术安全和效果，进一步提升骨科专科水平与护理质量。

（3）简化就诊烦琐环节，优化服务流程，改善患者就医体验，提高患者满意度。

（4）提高患者生活质量的同时降低再入院率，从而节省公共卫生开支，合理配置医疗卫生资源。

（5）建立骨科术后患者随访数据库，实现随访工作信息化管理的目标，解决患者随访问题。

（6）进行数据采集及相关因素分析，指导临床诊治，方便科研和教学工作，提高临床科研水平。

二、把握加速康复下骨科患者延续护理管理方案原则

加速康复下骨科延续护理的根本要求就是确保患者在变更医疗场所或改变医疗服务方式时能够得到完整、连续、协调的卫生服务，以促进骨科患者加速康复，并且及时预防不良事件的发生。故在管理和设计延续护理方案时应遵循以下原则。

1. 整体性　整体把握骨科患者康复的科学过程，同时要求掌握患者机体全面状态，细致深化落实延续护理相关要求与标准，建立规范化骨科患者延续护理管理体系。

2. 科学性　客观准确反映延续护理服务的本质，以循证医学的高度为出发点，构架严谨的体系和方法，做到专业服务有据可依。

3. 可行性　确保服务方案有良好的可操作性，内容简洁清楚，通俗易懂，充分考虑基层开展加速康复下骨科患者延续护理的现实性与可行性。

4. 个体化　掌握患者疾病个体特征，在整体性原则上对不同患者采取针对性与靶向性方案，提高延续护理服务水平。

三、搭建结构合理的延续护理组织架构

加速康复下优质的骨科延续护理服务是跨专业、多机构协作的医疗护理模式，依赖于团队有效的分工和协同合作，以及多学科医护间的明确责任担当和高效沟通协作。另外，合理的组织架构和流程是服务有序进行的基础。目前国内各级医疗机构仍处于延续护理服务探索阶段，各团队成员对自身的角色和职责认识不清，这些问题如果不能妥善解决，不仅将会严重影响延续护理服务质量，还会严重降低团队成员对延续护理模式的认同感和自身价值感。因此搭建结构合理的延续护理组织架构，明确团队成员分工与责任，建立团队成员间相互信任的合作关系，改善或疏通不同机构间的信息交流状况，可确保加速康复下骨科延续护理有条不紊地顺利进行。

1. 基本组织框架　目前各级医院的延续护理方案大多采用学科带头人负责制，学科主任及科护士长带头负责，领导和组织全面工作，协调延续护理工作流程，协调学科间、机构间沟通及开展质量反馈和质量控制。团队成员主要包括骨科各级医师与住院总、护理组长、专业护士与随访秘书等。

2. 岗位职责　明确分工、明确责任划分是正常工作秩序的保障，高质量完成各自职责范围内工作也是优质延续护理的基础。根据国内外的延续护理实践来看，相关职责可进行以下划分。

（1）随访医生工作职责：根据患者病情建立健康档案，下达健康教育医嘱；负责患者药物治疗、康复功能计划、门诊随访；进行健康知识讲座；判断患者病情，提供就诊、入院绿色通道。

（2）随访护士工作职责：建立健康档案，完成各种问卷的评估；筛选住院及门诊挂号就诊患者；负责个体化健康教育；负责电话随访；负责电话咨询、健康指导；负责组织健康教育。

（3）随访秘书工作职责：负责患者档案建立与管理；负责系统资料录入及整理；协助组织教育活动；接听复诊电话；负责投诉、意见反馈的接待和受理工作。

四、制订骨科加速康复延续护理服务内容

基于国内外的延续护理经验及骨科医务人员的长期探索，四川大学华西医院骨科延续护理服务自成体系，主要包括以下项目。

1. 骨科患者个人健康档案服务 为了使延续护理工作更加方便快捷，需要规范化、系统化地管理延续服务项目。随访时应根据患者建档情况分时间段有序进行，并且为了避免患者档案资料遗失，必须对档案进行规范管理，建立严格的档案安全制度，以维护医患双方的合法权益，维护患者档案完整安全，加强档案的安全保密管理，保障医疗质量与安全。档案管理应当遵循以下几点原则。

（1）有序性：病历和随访相关资料纷繁复杂，有序的档案管理是进行有序回访和延续护理服务的基本要求，档案管理负责人应当按照医嘱建立患者健康档案并为患者建立唯一的标识号码以进行有效管理；档案工作人员调离工作岗位时，应认真办理交接清点手续。

（2）便捷性：打通各种资料的信息壁垒，确保使用标识号码和身份证明编号均能对健康档案进行检索，简化流程，使医疗护理服务便捷化。

（3）保密性：严格执行档案的接收、管理和借阅制度，认真履行登记、签字等手续；档案管理人员不得私自摘抄和传播具有保密性质的档案内容，保护患者的隐私；未经科室批准，不得私自将患者档案携带外出并复制。

（4）完整性：对于未完成随访次数、未经装订的档案资料，需妥善保存，严禁随意乱放。已完成随访的档案由秘书整理后归档统一保存。档案管理人员根据患者随访情况定期整理患者健康档案，并按时间进行区分排列，便于对患者定期进行随访。

（5）安全性：档案管理人员应积极贯彻"以防为主，防治结合"的方针，对患者健康档案实行科学的保管和保护，切实有效地防止和减少档案自然损毁和人为损坏。

（6）系统性：档案管理人员应对所保管的档案逐年进行系统、准确的统计、调查和分析，提供统计资料，实行统计监督。

2. 随访及就诊服务 主要包括病史采集、病情评估及监测、相关风险评估、资料整理及数据录入、相关健康教育等。具体如下。

（1）病史收集及数据录入、查体、病情评估及监测、血栓风险评估、患者资料整理，根据评定的结果给予患者相应的指导。

（2）伤口管理，主要包含对患者伤口进行评估、换药、拆线及特殊处置等内容。

（3）康复评定、生活质量问卷调查、自理能力评估、电话随访，并且根据康复评定结果结合患者情况制订个体化康复计划，监督患者实施。

（4）步态评估、关节功能评估、康复训练，并且根据 Harris/HSS 关节功能量表的评估结果，个体化指导患者进行康复训练，包括关节松动训练、运动疗法等。

（5）异常指标风险评估，患者随访过程中的各种检验报告单由骨科健康管理服务项目组成员负责收集整理，初步解读患者各种检验报告，根据异常风险指标制订下一步康复治疗方案，引导患者正确应对病情变化。

3. 健康咨询服务 主要包括患者门诊随访与电话随访时的健康咨询。具体针对患者提出的疾病及健康相关问题，提供适宜的自我干预措施与管理建议。同时指导患者用药、病情自我监测、合理饮食和运动及纠正不良生活习惯等。同时采用多种形式对患者进行健康教育，如发放骨科专病健康教育手册，鼓励患者及其家属参加骨科健康教育门诊、专题讲座、病友会等，以提高患者疾病相关知识水平。

4. 绿色就诊通道　建立骨科入院、诊治、转诊的绿色通道。主要是为病情出现急、危、重症等特殊变化的患者提供绿色便捷通道，提供日常工作日内门诊绿色通道，根据患者的病情需要开通门诊加号、专家预约及院内会诊等服务。

五、确定骨科加速康复延续护理服务流程

优质的延续护理离不开团队的协作和分工，合理规范的服务流程是延续护理工作有序进行的保障。完整的延续护理过程应当包含患者的纳入、健康档案的建立、病情的评估、护理计划的制订、延续护理的实施、延续护理效果的评价等。具体来讲，可按以下流程开展。

1. 患者的纳入　在住院患者出院前，骨科医生结合患者病情及意愿，确定是否纳入。在门诊患者就诊时，骨科医生可根据患者病情并结合患者意愿，推荐纳入延续护理服务。

2. 建立健康档案　骨科随访护士在骨科住院病房或者延续健康管理中心为患者建立健康档案，并告知连续性健康管理所包含的相关服务，签署知情同意书，确定加入连续性健康管理后询问病史，完善建档简表，完成各种评估量表，建立健康档案夹，并且负责资料录入。

3. 个体化健康教育　骨科随访护士在骨科住院病房或者延续健康管理中心为术后不同阶段恢复期患者进行个体化健康教育，包括介绍疾病与手术知识，针对不同患者发放对应的健康教育手册，并且充分了解患者疾病情况，评估患者伤口、疼痛、康复、用药、生活、心理、饮食情况，进行关节功能、异常指标风险的评估与干预，进行个体化指导，了解患者健康知识掌握程度，告知下次复诊时间。

4. 康复训练计划　由骨科专科医生在骨科住院病房或者延续健康管理中心为术后复诊的患者拟定康复训练计划。骨科医生不仅需要了解患者病情，评估关节功能情况和相关辅助检查，并且需要根据患者情况，制订个体化康复训练计划。

5. 电话咨询、随访　电话回访频次由骨科随访护士根据具体情况而定，回访计划覆盖患者整个康复阶段，鼓励患者根据自己病情需要进行电话咨询。

6. 专题讲座　在固定的时间节点，由骨科专科医生/骨科随访护士/项目秘书在延续护理教育中心或者医生办公室为患者及其家属开展专题讲座，开展疾病相关教育活动，包括疾病相关专题讲座，邀请相关科室的专科老师开展病友会，及时为患者答疑解惑和进行心理疏通。

7. 持续质量改进　由骨科专科医生/骨科随访护士/项目秘书在延续护理负责人或学科主任和护士长的带领下根据情况进行持续质量改进，在一定时间段内应当及时汇总当前时间段内的所有建档、随访情况，并且及时分析患者非计划再入院率及临床结果指标、患者功能指标变化，针对发现的情况及时整改，定期进行相关资料的汇总整理，分析不足，及时调整，优化延续护理策略。

六、拓展延续护理服务形式

加速康复下骨科延续护理的实施在形式上主要通过如下几种方式实现。而目前各级医

院大多采用多种形式相结合的方式以进一步提升延续护理的效果。

1. 设立延续护理中心 相当一部分教学医院的护理管理者在借鉴学习国内外先进的延续护理理念后,相继成立了出院患者延续护理服务中心。而拥有众多需要康复治疗患者的骨科是延续护理的主要阵地之一,为骨科出院患者进行出院随访和提供延续护理指导服务,填补了骨科患者康复期医疗护理需求的空白,而这已经取得了不错的成效。但这种形式的延续护理,由于针对面较窄、实施内容较为单一,主要对象是针对本院收治过的各类骨科大型手术或危重的患者,具体操作上有一定的局限。

2. 开设骨科专科护士门诊 部分大型医院设有骨科专科护士门诊,为需要康复的骨科术后患者及合并糖尿病、高血压等慢性病的患者提供专科护理和针对性指导。取得相关资质的骨科专科护士持证上岗,保证了优质、高效、专业的护理工作水准,为患者提供专业的延续护理。门诊服务一般包括收费护理和免费宣教骨科创伤愈合和功能锻炼等相关专业知识,以及自我观察、自我维护指导和日常生活指导及健康咨询等,满足大部分带管出院患者的延续护理需求。

3. 护士电话随访 这是各级医院开展的最为广泛的形式。电话随访由医院骨科专人实施,或导诊,或者信息科护士引导完成。它最大的优势是经济、方便、高效,不需要使用者进行专业培训或者掌握特殊的技能和拥有专业的设备。但是电话随访的局限性在于受患者的观察力、责任心、表达能力及周围环境因素的影响与限制,这些因素将显著影响随访护士健康宣教的针对性、有效性和及时性。

4. 家庭病床管理 我国老龄化人口不断增加,骨科就诊的患者中老年病、慢性病共病患者的占比不断攀升,这类患者在结束院内治疗后,依然需要医护人员的持续专业指导和护理。面对新的挑战,医院与社区联动模式的家庭病床应运而生。相关文献报道,目前开展的骨科家庭病床收治对象主要为老年骨科就诊患者,合并慢性病、肿瘤等疾病的骨科就诊患者,以及病程长而病情相对稳定、出院后处于恢复期的骨科患者。家庭病床护理的优点在于不仅明显提高了患者生活质量,还减少了患者住院频率,同时节省了公共卫生支出。

5. 开展家访 通过电话随访难以解决的患者康复问题,可通过护士家访获得有效解决,并且家访能发挥出访问者的主观能动性。通过评判性思维,访问者可解决创面的管理、康复训练时机与强度等问题,给予陪护者专业指导,面对面示范并纠正功能锻炼的各种细节,防止意外和感染发生。家访还能现场发现问题,现场解决问题,有利于增强护患认同和信任。但家访的劣势在于时间及人力资源的限制。在现有骨科人力资源相对缺乏的情况下,若以大型综合医院或骨科专科医院内的骨科专科护士作为专业技术带头人,加强与社区卫生服务站的协作,则能使患者得到更为便捷、连续的延续护理。

6. 医院社区联动 是近几年发展迅速的新形式,一般是以一家三级医院骨科为中心,连接多个社区,建立医院与社区的联动网络体系。通过网络快捷共享患者信息,并且三级医院骨科专科医护可定期到社区卫生服务站坐诊,为有需求的骨科就诊患者进行疾病诊治与健康指导。患者术后院外康复由社区医院持续追踪并且记录,通过医院社区不断地信息联动,不仅满足社区专业技术人员的培养,而且有利于患者出院后健康需求和延续护理的开展。

7. 社会统筹管理 延续护理目前得到各个层面的重视,部分地方卫生部门开始牵头构建医患沟通平台。通过统一平台，护士可以采取多种形式进行延续护理，医院与社区之间也构建起了切实有效的护理服务网络，彼此连接、沟通、交流，建立良好的协作关系，对随访工作进行更为客观全面的分析和评价。同时依托社区卫生服务站网络，连接政府、医院、社区、家庭，建立更为完善健全的延续随访管理体系。

8. "互联网+"形式　信息化时代，现代传媒工具广泛覆盖人民群众的工作与生活。通过微信、微博等互联网媒介对骨科术后患者的延续护理教育是新形势下的新尝试。通过组建骨科延续护理微信公众号、微博，开展专科讲座、健康知识科普、线上沟通交流等，有效缓解患者的焦虑和抑郁情绪，提高患者依从性。

加速康复下骨科延续护理的基本目标是确保患者能够得到完整、连续、协调的卫生服务，这是加速康复外科实施环节中的重要组成部分。优质的延续护理服务，可使骨科患者出院后能及时得到专业化的管理，降低骨科术后并发症的发生率，提高患者生活质量，加快患者社会功能恢复；同时反馈与指导临床诊治实践，促进医疗质量提高，促进学科发展，最终让患者、家庭、医院乃至社会等各个层面获益。

（刘　莉　余　琴　廖　霞）

参 考 文 献

陈凛，陈亚进，董海龙，等，2018. 加速康复外科中国专家共识及路径管理指南（2018 版）. 中国实用外科杂志，38（1）：1-20.

黄乐春，温贤秀，吴玉芬，2015. 延续性护理服务中心的设置与实践. 中国护理管理，15（2）：173-175.

梁茹，吴丽芬，2006. 出院患者家庭访视的实施与效果评价. 现代临床护理，5（4）：79-80.

廖霞，宁宁，周宗科，等，2020. 新型冠状病毒肺炎疫情下髋/膝关节置换术互联网+延续管理模式的构建及应用效果分析. 骨科，11（3）：238-243.

王丹，李善玲，徐玉林，2016. 国内外延续护理研究现状. 护理研究，30（20）：2436-2438.

吴欣媛，郭敬，2017. 应用中文版延续护理测评量表评估住院病人延续护理需求及实施情况. 护理研究，31（15）：1860-1862.

杨海苓，王萍，侯文秀，等，2016. 医院-社区-家庭三元联动延续护理平台的设计及应用. 中华护理杂志，51（9）：1133-1137.

张扬，2017. 骨科出院患者医院社区一体化延续护理模式构建与应用研究. 南京：东南大学.

Conn LG，Zwaiman A. Dasgupta T，2018. Trauma patient discharge and care transition experiences：Identifying opportunities for quality improvement in trauma centres. Injury，49（1）：97-103.

Hahn-Goldberg S，Okrainec K，Huynh T，2015. Co-creating patient-oriented discharge instructions with patients，caregivers，and healthcare providers. J Hosp Med，10（12）：804-807.

Horstman MJ，Mills WL，Herman LI，2017. Patient experience with discharge instructions in postdischarge recovery：a qualitative study. BMJ Open，7（2）：e014842.

Kadakia RJ，Tsahakis JM，Issar NM，2013. Health literacy in an orthopedic trauma patient population：a cross-sectional survey of patient comprehension. J Orthop Trauma，27（8）：467-471.

Uppal NK，Eisen D，Weissberger J，2015. Transfer of care of postsurgical patients from hospital to the community setting：cross-sectional survey of primary care physicians. Am J Surg，210（4）：778-782.

Wallace AS，Perkhounkova Y，Bohr NL，2016. Readiness for Hospital Discharge，Health Literacy，and Social Living Status. Clin Nurs Res，25（5）：494-511.

第十二章　加速康复下骨科患者围手术期皮肤与创面管理

伴随加速康复理念在骨科的迅速推广应用，相关成效显著。但患者围手术期如果存在皮肤破损或手术切口创面愈合不良，会延迟患者康复进程。因此评估与筛查压力性损伤高危患者，积极预防围手术期压力性损伤的发生，保持皮肤完整性；同时早期识别患者手术创面愈合不良危险因素，创新加速康复下骨科患者围手术期创面管理模式，减少手术切口并发症的发展，促进手术切口愈合，对提高患者围手术期整体康复质量、促进预后具有重要意义。

第一节　加速康复下骨科患者压力性损伤的预防与护理

压力性损伤（pressure injury, PI）是指皮肤和（或）皮下组织的局部损伤，通常位于骨突出部位，或与医疗器械、其他器具相关。这种损伤可表现为皮肤完整或开放性溃疡，可伴有疼痛。压力性损伤是骨科患者常见并发症之一，因疼痛或疾病需要肢体制动，治疗上采取石膏固定、骨牵引、皮牵引、枕颌带牵引、支具固定等措施，使患者常常处于强迫或被迫体位，所以容易产生压力性损伤。美国国家压疮咨询委员会（National Pressure Ulcer Advisory Panel, NPUAP）将压力性损伤分为1～4期及深部组织损伤、医疗器械相关压力性损伤。压力性损伤不但增加了患者的痛苦，影响其生活质量和预后康复，同时耗费大量医疗资源，增加患者经济负担。

一、骨科患者压力性损伤发生的常见原因

（一）外源性因素

1. 压力　被认为是引起压力性损伤的最主要的原因，并与作用时间密切相关。研究表明，9.3kPa 的压力持续作用 2 小时就可以引起不可逆的细胞变化，造成组织损伤；而足够大的压力仅作用 10 分钟，就可导致压力性损伤发生。且肌肉与脂肪组织比皮肤对压力更敏感，临床上常可见骨科高坠伤伴截瘫的患者骶尾部皮肤未破损，但深部组织存在坏死的病例。

2. 摩擦力　是指人体处于不稳定的体位有持续倾滑趋势时产生的力。摩擦力破坏皮肤角质层，升高局部皮温，增加压力性损伤的敏感性。研究表明，温度升高1℃，组织代谢加

快并增加10%耗氧量，从而加大局部组织缺血缺氧而发生坏死的风险。而对于骨科躯体移动障碍或因治疗原因处于被迫体位的患者，搬运或翻身过程中的拖、拉、拽均能产生较大的摩擦力。

3. 剪切力 是指不同层次或部位的组织间发生不同方向运动时产生的一种力，可引起皮肤和深层组织相对移位，从而切断较大区域的血液供应，因此相对于垂直压力，剪切力更具有危害性。

4. 潮湿 皮肤过度潮湿会引起皮肤浸渍，导致皮肤弹性降低，抵抗力减退，更容易受到剪切力和摩擦力作用而损伤，从而增加压力性损伤的易感性。

（二）内源性因素

1. 年龄 伴随年龄的增加，身体功能和修复能力逐渐衰退，同时血管硬化使局部血液供应减少，皮下组织和胶原产物减少，机体抵抗力下降及感觉功能减退，以上均是导致老年患者压力性损伤易感的主要原因。

2. 营养状况 营养摄入不足导致全身营养障碍，出现蛋白质合成减少，负氮平衡，皮下脂肪减少，肌肉萎缩，使得受压部位缺乏肌肉和脂肪组织的保护。同时低蛋白血症导致组织水肿，减弱皮肤屏障功能，增加压力性损伤的易感性。

3. 感觉运动状况 运动减少是压力性损伤发生的重要原因。运动减少或运动障碍导致血流缓慢，局部组织水肿，进一步减少了皮肤的血供。神经感觉功能障碍降低了皮肤对疼痛、压力的敏感性，同样是皮肤受压缺血的主要原因。因此脊柱脊髓损伤的患者较其他骨科患者更容易发生压力性损伤。

4. 组织灌注状态 促进血液供应和组织的氧合作用是维持组织活力的关键。血容量减少、血管收缩功能减弱、血管受压导致缺血水肿，组织灌注减少，改变正常组织代谢状态，从而增加压力性损伤发生的风险。

二、双轨制的压力性损伤管理模式

在医院压力性损伤管理委员会的指导下，实施双轨制的压力性损伤管理模式，包括骨科皮肤管理小组与皮肤业务核心小组。两组层级设置根据小组成员的职称、学历、所获伤口/造口专业资质进行划分设计。骨科皮肤管理小组是以护士长→护理组长→责任护士为主体的三级管理架构，护士长主要负责压力性损伤管理制度的制订与实施。而骨科皮肤业务核心小组则由伤口治疗师、伤口专科护士作为主要成员，负责科内压力性损伤的技术指导。通过开展护理业务查房、体位管理工作坊等形式传播压力性损伤管理的新知识、新理念，提升骨科护士压力性损伤相关知识与护理水平。

三、实施基于加速康复的压力性损伤链式管理

链式管理将患者从术前到术后的整个围手术期压力性损伤管理形成链条式、连续性、多科室协同合作的管理模式。骨科压力性损伤的预防护理与加速康复一样，贯穿患者从入

院到出院的整个过程，故对骨科患者实施基于加速康复的压力性损伤链式管理。

（一）院前

在门诊对确定需要做手术的患者，骨科医生筛查其是否存在包括高龄、营养不良、贫血、局部皮肤循环不良、活动受限等危险因素，并由护士对其进行预防压力性损伤相关知识宣教，使患者及其家属了解压力性损伤的定义、发生原因及预防措施等。

（二）院中

1. 术前 患者平诊入院后，责任护士应对高危人群进行筛查，评估对象为活动能力、移动能力减退或丧失，以及组织耐受性降低的患者，包括脊髓损伤患者、老年人、严重营养不良患者、高度水肿患者、肥胖患者、严重认知功能障碍的患者。目前临床比较常用的压力性损伤评估量表包括 Braden 压疮危险因素预测量表、Norton 压疮风险评估量表和 Waterlow 压疮危险因素评估量表。Braden 压疮危险因素预测量表是临床中应用相对较多的量表，其敏感性和特异性平衡，信效度好，也是目前笔者所在医院及笔者所在科室正在使用的评估量表。对于筛查出的高危或已患压力性损伤者，在床头及腕带张贴高危标识，皮肤业务核心小组会诊，皮肤业务核心小组成员与主管医生、营养科、康复科等一起制订预防或治疗方案，积极治疗患者的基础疾病，改善全身状况，对已患压力性损伤者进行治疗、复评并及时记录。同时再次向患者及其家属讲解压力性损伤预防相关知识；教会患者翻身技巧，协助患者进行体位管理。对于脊柱损伤患者，进行轴线翻身，骨隆突处予以软枕保护或给予悬空，必要时枕后、骶尾部、髋部及足跟等部位使用泡沫敷料减压保护。若病情和治疗许可，建议采用 30°侧卧位、90°侧卧位、平卧位、半坐卧位交替进行。当患者身体下滑，可使用辅助工具协助移动及使用翻身移动护理手套进行减压。对于择期关节置换患者，若存在压力性损伤，则需要推迟手术。

若患者急诊入院，急诊科护士应在初步评估患者病情后，根据患者个体情况，及时采用泡沫敷料或软枕对枕后、骶尾部、足后跟等受压部位进行减压，以预防压力性损伤发生。同时对骨折患者在选择合适的支具或石膏固定治疗后，协助患者定时进行翻身，避免全身过度制动。根据患者情况转入手术室或骨科病房进行进一步治疗。

2. 术中 术中局部肢体持续的压力、术中体温变化、术中额外压力、术中出血量及手术时间是压力性损伤形成的主要促进因素。巡回护士和手术医生应共同讨论合理安置手术体位，在不影响手术正常进行的情况下，可根据实际情况改善压力再分布，禁止粗暴动作以减少不必要损伤。做好皮肤受压点的保护，根据手术性质及术前压力性损伤风险评估结果，选择适宜的体位垫。受到压力、摩擦力、剪切力影响的骨隆突处可预防性使用敷料保护及进行减压。室内温度要控制在 24℃，使用保温毯、棉被等保暖，术中输入的液体应加温至 37℃左右，使用温盐水冲洗腹腔，冲洗时防止冲洗液弄湿床单位，保持身体干燥，预防术中低体温。关注术中出血量，术中失血量越多，血流动力学变化越大，故骨科医生应结合病情尽量微创化手术。此外，手术过程中严密观察皮肤受压情况，特别是与导管、导联线、指氧夹等医疗器械接触的部位，以预防医疗器械相关压力性损伤。确定患者足趾毛细血管充盈时间是否正常、足背动脉搏动是否可以触及等，并采取有效措施，严格、详细、如实地记录术中皮肤相关情况。因此，术中压力性损伤预防管理主要体现在动态评估及与医护间的有效配合，以及术中保温、加温输液、微创化手术、尽量减少留置引流管等系列加速康复护理措施中。

3. 术后　病房责任护士与手术室护士对患者皮肤情况进行交接，责任护士在了解患者皮肤状态后应协同皮肤小组制订个性化体位管理方案，麻醉医生联合疼痛管理专科护士采取多模式镇痛、超前镇痛等措施减轻患者术后疼痛，增加患者体位管理依从性和配合度。康复师指导患者早期进行床上功能锻炼及早期下床活动，缩短患者术后卧床时间，减少压力性损伤发生风险。对于已患压力性损伤者，及时复评治疗效果，适时更改治疗方案，以促进患者早日康复。

同时注意医疗器械相关压力性损伤的预防。器械相关压力性损伤常发生于器械直接压迫的皮肤之下，尤其以脂肪组织较少的部位为甚，颜面部和颈部由于皮下脂肪较少，更容易出现器械相关压力性损伤。对于骨科患者，器械相关压力性损伤常见于鼻部、面颊部、耳郭、石膏/颈托/支具固定的边缘。故在护理患者时应选择大小合适的医疗器械，确保患者佩戴合适，以避免过度受压或固定不稳。同时对于压力性损伤高危患者，应定期评估并班班交接医疗器械下及周围皮肤，观察皮肤有无潮湿、发红或破损等。做好局部减压，尽量选择材质柔软、可塑、透气的器械，必要时采用新型减压泡沫敷料进行局部减压。保持器械下的皮肤清洁干燥和适度湿润，预见性应用赛肤润或3M皮肤保护膜保护皮肤。

（三）院后

出院前对患者及其照顾者进行面对面宣教，告知复查随访时间，进行预防压力性损伤的健康宣教，内容包括压力性损伤的好发部位、危害、预防措施及体位更换方式、支具的正确佩戴和饮食指导等。出院后给予常规电话随访及定期门诊复查。此外，可借助5G网络建立集压力性损伤预防、治疗、康复于一体的线上延续护理服务，以打破时间与地域的限制，连续、全程、动态地进行压力性损伤的监控及管理，改善患者预后。

（陈　旭　左建容　涂　菊　付海英）

第二节　加速康复下骨科手术切口多学科管理

手术切口并发症常常影响加速康复进程。常见的手术切口并发症包括术后切口渗液、出血、肿胀、感染、愈合不良及瘢痕等。创伤骨科患者切口并发症可达10%以上；脊柱手术术后患者切口并发症发生率为1.6%～12%。对于关节置换手术而言，术后切口愈合不良及切口感染是非计划二次手术的主要原因，这无疑是一个灾难性的打击。因此，重视骨科手术切口并发症的预防，进行围手术期多学科合作管理，对促进患者加速康复具有重要的意义。

一、构建加速康复外科多学科创面管理团队

在《中国加速康复外科围术期管理专家共识（2016）》中，专家组推荐建立由外科医师、

麻醉医师、护士、理疗师、心理卫生专家共同组成的规范化管理团队。这标志着组建加速康复外科多学科团队（ERAS-MDT）的重要性得到国内专家的普遍认同。成立以骨科医师、伤口治疗师为主导的加速康复外科多学科创面管理团队，能有效预防和应对加速康复下患者术后切口并发症。各成员之间既是独立的个体，在一起又是相互协作的团队。基于循证医学证据，采取相关措施以加强手术切口并发症的预防和治疗，加速切口愈合，促进患者加速康复。

二、梳理骨科常见手术切口并发症相关影响因素

手术切口愈合是指皮肤等组织出现离断或缺损后的愈合过程，包括各种组织的再生和肉芽组织增生、瘢痕形成等复杂的生理过程，通常可分为止血期、炎症期、纤维组织增生期和瘢痕形成修复期。愈合过程是一个复杂但有序的生物学过程，因此任何影响此过程的相关因素均会延长手术切口愈合，增加手术切口并发症发生的风险。

（一）患者因素

影响手术切口愈合的并存疾病包括糖尿病、营养不良、血友病、患肢血管疾病、类风湿性疾病、感染等；不良生活习惯，包括长期饮酒、吸烟。

（二）疾病因素

特殊部位的疾病或损伤，如骶尾部、小腿中下段、跟骨等循环较慢或血流灌注不足部位；骨科特殊疾病，如开放性损伤、骨折脱位、陈旧骨折、多次手术、既往感染等。

（三）医疗因素

药物因素，包括皮质激素、抗凝药、免疫抑制剂、抗生素等；手术技术，如手术创伤、手术时间、止血带应用、止血情况、缝合质量等。

（四）外部因素

管理因素，包括组织协调、无菌环境、人员管理、物品消毒等；器械材料，包括冲洗设备、缝合材料、敷料类型等。

三、制订骨科手术切口管理方案

骨科患者的创面主要分为两种：①手术治疗患者的手术切口创面，这类切口创面通常是清洁的，可达到Ⅰ期愈合；②遭受意外事故的急诊患者的创伤性创面，根据损伤时间及被细菌污染程度，这类创面分为清洁、污染、感染和溃疡4类。根据骨科创面的不同来源，围绕影响骨科创面愈合的相关因素，制订不同的创面管理流程。

（一）骨科择期手术患者

在患者门诊就诊时，通过对患者基本情况的了解，特别是有多种合并症的患者，应联合其他相关学科为患者制订干预措施，即在院前门诊为患者制订个性化的预康复方案。预康复主要包括：①筛查患者营养状况，纠正营养不良，以减轻营养不良或低蛋白血症对手术切口愈合的影响；②合并疾病的管理，如糖尿病、类风湿等，以尽量提高机体基本功能储备，降低术后伤口不愈合的风险；③不良行为干预，纠正患者不良生活习惯，如戒烟、限酒；④注意保护拟手术部位的皮肤，避免穿刺、针灸、皮肤炎症或皮肤破损；⑤对于进行骨科大手术如脊柱侧弯矫形术的体重过轻患者，术前可以采用口服要素饮食以增加体重。

患者入院后，骨科医生及护士对患者进行全面评估，重点评估骨科手术切口并发症相关危险因素如糖尿病、痛风、肥胖等并存疾病，并积极进行纠正。筛查并治疗呼吸道、尿路、皮肤等并存感染。停用非必需抗凝药，监测凝血指标，合理使用抗凝药。同时检查患者拟行手术部位皮肤的完整性，了解患者是否有皮质激素类药物、抗凝药、免疫抑制剂、局部注射药物等使用史。术前一日嘱患者用肥皂沐浴。注意一般避免术前备皮或脱毛，仅在身体毛发、头发等干扰手术时需备皮。

术中，骨科医生通过改进术式，微创化手术，精准操作，保护手术区域的组织及血管，避免过度牵拉手术切口，选择合适的缝合材料及最优化的缝合方式，在确保手术安全的前提下加快手术进程，缩短手术时间，快速高效地完成手术，以减少手术创伤、出血。但注意应慎用电刀，以减少组织烧伤、坏死；根据患者实际情况尽量减少留置引流管。严格限制手术室人员，根据手术切口性质预防性应用抗菌药物。一般清洁手术（Ⅰ类切口）通常不需要预防性应用抗菌药物，仅在下列情况时可考虑预防用药：①手术范围大、时间长、污染概率大等；②手术涉及重要器官；③异物植入，如人工关节置换；④存在感染高危因素，如高龄、糖尿病、免疫功能低下、营养不良等。麻醉师通过术中及时监测，合理控制麻醉深度，限制性补液，有效保持内环境的稳态，从而最大限度减轻炎症和应激反应。因多种不良事件与术中低体温相关，如术中出血、苏醒延迟、术后感染、心肌损伤等，故手术室巡回护士应根据患者情况适时调节室温，并做好患者术中保温，以减少低体温引起机体应激反应的发生。

术后创面由骨科医师、伤口专科护士、责任护士、临床药师及营养师共同管理。骨科医师与伤口专科护士负责管理创腔引流管与手术创面处置，密切观察手术切口变化，及时处理早期的并发症。尽量缩短引流管留置时间，必要时使用新型敷料或烤灯等促进创面愈合。责任护士做好患者疼痛护理，指导患者早期下床活动，但应避免过度活动，以免引起局部血肿形成而造成手术切口裂开。营养师根据患者情况制订营养管理方案，保障营养供给，改善营养状态，纠正贫血及低蛋白血症。

出院后由伤口专科护士完成患者的随访工作，随访采用视频电话、微信视频等方式对患者进行"面对面"评估，评估患者手术切口愈合情况。根据患者情况指导患者进行伤口自我管理及心理与疼痛护理。给予相关健康教育，并提醒需多次创面治疗的患者定期到医院治疗。

（二）骨科急诊创伤患者

骨科急诊患者的创伤多为突发性的、难以预料的，这种突发性的重大事故很容易使患者承受强烈的身心煎熬，造成患者极大的心理障碍。因此，针对此类患者，从入院开始就应采取针对性的心理护理，以减少创伤后应激障碍的发生。同时，遵循伤口管理过程中的TIME 原则，即从坏死组织（tissue nonviable）、感染（infection）和炎症（inflammation）、伤口湿度（moisture）、边缘生长（edge）4 个方面评估创面，故接诊医师应根据伤口的局部情况及有无合并感染等，及早进行清创与止血。通常在 6～8 小时实施清创可达 I 期愈合，对于污染较轻或局部血液循环丰富的伤口可延长至 12 小时或 24 小时以上再实施清创。注意对创伤伤口进行彻底清洗，检查伤口各层组织，彻底清除异物与坏死组织，彻底止血。同时留取创面分泌物进行培养，以便后期根据培养结果进行用药。对于创面较大者，可采用负压创面治疗，以减少创面面积，缩短康复时间，消除潜在的感染机会。一般待患者创面无感染征象后行骨科手术治疗。对于并存疾病比较多的老年骨科急诊患者，应尽早安排手术。相关研究表明，老年髋部骨折后 2～3 天，基础疾病尚未加重，应充分利用这个"窗口期"实施手术，可明显降低死亡率，减少并发症，改善生活质量。而术前准备、术中管理、术后管理均采取门诊患者的加速康复模式进行。

骨科患者创面愈合是一系列事件有序发生的复杂过程，开始于损伤发生，终止于伤口完全闭合和良好的功能性瘢痕组织重建。整个过程除受创面局部的影响外，还受全身因素影响。故在加速康复模式下，凭借成熟的多学科合作基础，通过贯穿术前、术中、术后的全流程伤口管理模式，联合微创技术、疼痛管理、营养支持、术中保温等集束化措施，降低创伤及手术应激，改善患者预后，促进加速康复。

（曾大春　陈　旭　左建容　付海英）

参 考 文 献

陈佳丽，宁宁，吕娟，等，2015. 骨科创伤患者伤口感染的危险因素分析. 骨科，6（1）：49-52.

康焱，周宗科，杨惠林，等，2018. 中国骨科手术加速康复切口管理指南. 中华骨与关节外科杂志，11（1）：3-10.

廖霞，宁宁，周宗科，等，2020. 新型冠状病毒肺炎疫情下髋/膝关节置换术互联网+延续管理模式的构建及应用效果分析. 骨科，11（03）：238-243.

裴瑾，刘晓黎，魏彦姝，2019. 链式管理在预防围手术期压力性损伤中的应用现状. 中国实用护理杂志，35（21）：1678-1681.

张莹，周文琴，2018. 我国慢性伤口延续性护理相关研究的文献分析. 循证护理，4（7）：613-616.

周宗科，翁习生，曲铁兵，等，2016. 中国髋、膝关节置换术加速康复——围术期管理策略专家共识. 中华骨与关节外科杂志，9（1）：1-9.

第十三章　加速康复下骨科患者常见合并症的护理要点

第一节　老龄衰弱患者加速康复围手术期护理要点

衰弱是一种常见的重要老年综合征，表现为机体的脆弱性增加，维持稳定的能力下降，面对各种应激时发病和死亡风险增加。其核心特点是多个生理系统（神经肌肉、代谢及免疫系统）的储备功能下降。衰弱不仅是躯体功能障碍，也可以是心理障碍。衰弱、失能和多病共存是不同的概念，三者关系密切、相互影响并伴有一定的重叠。衰弱和多病共存可预测失能，失能可作为衰弱和多病共存的危险因素，多病共存又可以促使衰弱和失能进展。伴随社会的进步与医学技术的发展，骨科老年患者接受手术的概率日益升高，但年龄仍属于康复的不利因素，尤其是衰弱的机体接受手术产生应激后，易发生各器官的并发症及特殊的病情变化，使得术后并发症发生率增加。衰弱可以作为老年患者出现的疾病不良结局包括跌倒、残疾、认知功能下降、死亡等的风险评估指标。衰弱老人的致残率和死亡率高于非衰弱老人，大大阻碍患者加速康复进程。

一、衰弱患者流行病学

衰弱在老年人群中常见，美国一项研究显示社区老年人群中，65 岁以上老人的衰弱发生率为 7%～12%，80 岁以上的高龄老人可达 1/3。女性衰弱发生率高于男性（8%比5%），黑种人高于白种人（13%比 6%）。目前中国大陆已有的小规模的流行病学调查显示，北京、上海、成都、南京和哈尔滨等地老年人衰弱的发生率达 30.7%～55.7%；中国台湾一项研究显示，社区老人衰弱的患病率为 4.9%～14.9%。当前，衰弱是导致老年人死亡的最常见病症（27.9%），高于器官衰竭（21.4%）和癌症（19.3%）。多项研究表明，入住医疗机构的老年人衰弱的患病率远高于社区老年人。衰弱的易感人群为高龄、女性、慢性病、心力衰竭、抑郁、当前使用处方药>8 种、独居、低收入及低教育老年人群。

二、研究现状

（一）发病机制

衰弱的发病机制与病理生理较为复杂，目前尚未完全明确。普遍认为，系统调节及功能失调是衰弱发生的重要途径。现有的发病学说主要有：

1. 生理储备显著降低　生理储备是指机体所展现的且能被调用的，过多的结构和功能。衰老可以是单一器官系统功能下降，也可以是多器官系统整合功能明显下降，如果其降至正常生理功能的 30%，则称为衰弱。

2. 多个生理系统失调　衰弱是多个生理系统功能失调。炎症因子如白细胞介素-6（IL-6）、C-反应蛋白（CRP）、凝血因子Ⅷ，激素如生长激素（GH）、胰岛素样生长因子 1（IGF-1）、脱氢表雄酮（DHEA）等参与骨骼调节，这些因子和激素分泌异常促成肌少症。而肌少症是衰弱的关键特征，其可进一步促成衰弱。在衰弱的发生发展中，骨骼肌、激素、免疫功能、炎症等起关键作用，自主神经、中枢神经系统也发挥一定作用。

3. 躯体疾病　是衰弱的重要危险因素之一。慢性疾病和某些亚临床问题与衰弱的患病率及发病率呈显著相关性。心脑血管疾病（冠心病、卒中）、其他心血管疾病、髋部骨折、慢性阻塞性肺疾病、糖尿病、关节炎、恶性肿瘤、肾衰竭、人类免疫缺陷病毒（HIV）感染及手术均可促进衰弱发生。

4. 病理生理变化　另一学者 Paw 认为，缺少活动（散步、骑车、业余爱好、园艺等时间每周＜120 分钟＝、营养不良（体重下降）是衰弱发生发展中的两个关键因素，应积极进行临床评估，早期干预。

5. 衰弱是一个由生理型向临床表型转变的连续过程　生理型即潜在生理变化，包括线粒体变化（氧自由基增加、DNA 损伤、电子传递链障碍、线粒体调节障碍）和自身稳态功能下降（分子自身稳态系统变化、产能下降、耗氧减少、基因表达变化、自身稳态交流系统变化、交感神经活动减弱、骨骼肌肌力下降、内分泌紊乱、胰岛素抵抗、炎症、免疫功能下降、贫血）。生理型逐步进展，最终可转变为临床表型，包括易损伤性增加（疲劳、步速慢、握力差、体重下降、低体能）和临床事件（跌倒、失能、急性病、住院、医源性死亡）。

6. 增龄　调查发现衰弱与增龄密切相关，衰弱平均患病率随年龄增长而递增。年轻者较易恢复至相对健康状态，这种能力随年龄增加而降低。

7. 营养不良和摄入营养素不足　营养不良是衰弱发生发展的重要生物学机制。老年人 25-羟维生素 D＜50nmol/L 可增加衰弱的发生率。日常能量摄入不足、营养评分较低和摄入营养素不足的老年人，衰弱发生率增加。

（二）临床表现

1. 非特异性表现　疲劳、无法解释的体重下降和反复感染；疲劳感是失能和死亡强有力的独立预测因素。

2. 跌倒　平衡失能及步态受损是衰弱的主要特征，也是跌倒的重要危险因素。衰弱状态下，即使轻微疾病也会导致肢体平衡功能受损，不足以维持步态完整。

3. 步速慢　是反映预后不良的最佳预测指标。步速每提高后，衰弱的风险下降，死亡率降低，功能提高。

4. 波动性失能　患者可出现功能状态变化较大，常表现为功能独立和需要人照顾交替出现。

5. 谵妄　衰弱老年人多伴有脑功能下降，应激时可出现脑功能障碍加剧而出现谵妄。

三、衰弱的筛查和评估方法

衰弱的评估对象是所有 70 岁以上的老年人或最近 1 年内因慢性疾病导致体重明显下降（≥5%）的人群。衰弱的诊断和评估目前缺少统一的金标准，大多数学者在临床研究中常采用 Fried 衰弱综合征标准和 Rockwood 衰弱指数（frailty index，FI）。Fried 衰弱综合征标准的优点是简单，能反映其潜在的病理生理机制，具有预测预后价值；缺点为评估耗时，衰弱前期其是否有预测价值不明。FI 指个体在某一时点潜在的不健康测量指标占所有测量指标的比例。通常认为 FI≥0.25 提示该老年人衰弱，FI 0.09～0.25 为衰弱前期，FI≤0.08 为无衰弱老年人。FI 能很好地预测老年人衰弱程度及临床预后，但评估的项目过多，过程耗时，且需要专业人员进行，临床上尚未普遍使用。此外，衰弱问卷评分（FRALL 标准）也是一种临床评估衰弱的简便快速方法，包括以下 5 项：疲劳感（上周多数时间感到做每件事都很费力）；阻力感（上一层楼都困难）；活动少（不能行走一个街区）；多病共存（＞5 种疾病）；体重下降（1 年内体重下降＞5%）。符合 3 项或 3 项以上即为衰弱。

衰弱筛查量表较多，根据《老年患者衰弱评估与干预中国专家共识》推荐指出，目前尚无针对中国老年人衰弱的评估和筛查方法，我们目前选用的评估方法是临床和研究中引用最多，适用于医院和养老机构的 Fried 衰弱综合征标准。

Fried 衰弱综合征标准，也称 Fried 衰弱表型，为满足以下 5 条中 3 条或以上：①不明原因体重下降；②疲乏；③握力下降；④行速下降；⑤躯体活动降低（体力活动下降）。具有 1 条或 2 条的状态是衰弱前期，具有 3 条或 3 条以上为衰弱期，而无以上 5 条的人群为无衰弱的健壮老人。

在衰弱的诊断和评估过程中，需要注意的是，衰弱和虚弱是不同的概念，应避免混淆（表 13-1）。

表 13-1　衰弱与虚弱概念的比较

指标	衰弱	虚弱
定义范围	特指，重要的老年综合征	泛指
诊断标准	Fried 衰弱综合征标准 5 项中≥3 项；衰弱指数≥0.25 等	≥75 岁，有心身疾病；入住医疗、养老机构；ADL 受损
预后	易发生跌倒等临床事件	不一定

注：ADL. 日常生活活动能力评估量表。

四、老龄衰弱患者围手术期护理

（一）院前（门诊开始）

门诊就诊年龄≥70 岁的老年人或最近 1 年内因慢性疾病体重明显下降（≥5%）的人群予以 Fried 衰弱综合征标准进行衰弱评估。衰弱期患者给予指导。

1. 运动锻炼　是提高老年人生活质量和功能的最有效方法。抗阻运动与有氧耐力运动是预防及治疗衰弱状态的有效措施。衰弱的老年人可以从任何可耐受的体力活动中获益。常见的运动方式有有氧耐力运动、抗阻运动。有氧耐力运动如功率自行车、步行、在器械上完成的行走，以及太极拳等中国传统操等，一般建议每次运动 20～40 分钟，从 20 分钟/次开始，根据患者运动能力逐渐增加运动时间，3～6 次/周。可依据目标心率设定运动强度，目标心率即在静息心率的基础上增加 20～30 次/分，体能差的增加 20 次/分，体能好的增加 30 次/分。抗阻运动又包括徒手抗阻力运动与抗机械阻力运动。进行股四头肌肌力训练时，衰弱的老年人可采取坐位或仰卧位下肢垂于床外，协助者站在训练侧下肢的外侧，一手固定大腿远端，另一手放于踝关节处加压，产生对抗。抗机械阻力运动可以采用沙袋、哑铃或专用的肌力训练器等，重物可以直接固定在关节的远端。初始负荷量一般为最大负荷量，也可用体重的百分比计算，如下肢伸展训练为体重的 20%，下肢屈曲训练为体重的 50%。抗机械阻力运动，每次重复 5～20 次；以轻阻力改善耐力时，则可安排 3～5 组，共 30～50 次。每天 1 次，或每周 4～5 次。卧床患者需在床上做踝泵运动（足背伸跖屈运动），每天 200～300 次；能抬腿的患者需做直腿抬高运动，每天 200～300 次；如可以，还需进行双手抬举运动、股四头肌等长收缩运动、屈髋屈膝运动，每天不少于 200 次。

2. 营养干预　能改善营养不良衰弱老年人的体重下降，降低病死率，但在非营养不良衰弱老年人群中的效果尚缺乏足够证据支持。

补充能量或蛋白质：补充蛋白质，特别是富含亮氨酸的必需氨基酸混合物可以增加肌容量进而改善衰弱状态。老年人日常所需要的蛋白质及氨基酸要略高于年轻人。健康成年人每天需要蛋白质 0.83g/kg，老年人需要 0.89g/kg，衰弱患者合并肌少症时则每天需要 1.20g/kg，应激状态时需要 1.30g/kg。

补充维生素 D（常联合钙剂）：当血清 25-羟维生素 D 水平＜100nmol/L 时可考虑给予补充，每天补充 800U 维生素 D_3 以改善下肢力量和功能。

3. 共病和多重用药管理　老年人常存在的共病是衰弱的潜在因素，如抑郁、心力衰竭、肾衰竭、认知功能受损、糖尿病、视力及听力问题等，均可促进衰弱的发生与发展，衰弱的预防和治疗应包括积极管理老年人现患共病，尤其重视处理可逆转疾病。评估衰弱老年人用药合理性，并及时纠正不恰当用药，减少不合理用药（老年专科医生给予综合评估）。

4. 多学科团队合作的医疗护理模式　衰弱护理应以患者为中心，强调多学科团队合作，对衰弱老年人行多学科团队合作的医疗护理模式和管理。团队应包括老年科医生、护理人员、临床药师、康复治疗师、营养师、专科医师和社会工作者。老年长期照护和老年住院患者的急性照护均应以提高功能为目标，使衰弱老年人从中受益。同时医疗护理模式必须个体化，强调尊重老年人意愿、保持老年人自己的价值观。

5. 减少医疗伤害　对衰弱老年人的很多有创检查和治疗常导致并发症，有时会增加患者负担并损害其生活质量。因此，对于中度、重度衰弱老年人，应该仔细评估患者情况，避免过度医疗行为。

（二）院中

1. 入院后再次给予衰弱状态的评估　评估量表同入院前，了解患者衰弱状态较术前有无减轻或加重，衰弱老年人必需留陪一人，注意陪护人员年龄要求小于 60 岁，且身体健康。

2. 营养干预　补充能量及蛋白质达到患者每天需要量。患者入院后，根据营养筛查结果，营养高风险患者请营养科医生给予调配营养粉补充需要的能量及蛋白质。

3. 共用和多重用药管理　在患者入院后，主管医生会对患者现存疾病和用药进行梳理，尽量减少药物的使用，达到用药合理性，并及时纠正不恰当用药，减少不合理用药，这对改善衰弱具有效果。

4. 减少医疗伤害　在患者住院期间，尽量避免有创检查及有创治疗。例如，手术中能不留置尿管/引流管时就不留置；术中尽量采用局部麻醉，以减少全身麻醉对中枢神经系统的影响，减少阿片类药物的使用，使患者的心血管、神经和整体生理压力降到最低；提倡精准、微创和控制损伤。术后在病房减少输液量与输液时间，根据患者病情减少心电监护仪使用时间等。

5. 良好睡眠　老年人入睡时间较早，需 22：00 前做完治疗，保持病房安静；房间温度应以 22～24℃为宜；房间湿度应以 50%±10%为宜；还应注意室内一定要有适当的夜间照明，开启地灯；保证患者夜间睡眠质量。

6. 保持大小便通畅　对于便秘患者，鼓励多食粗纤维蔬菜如芹菜、各种叶量较多的蔬菜及水果，多饮水。给予超声波治疗促进肠蠕动；自行腹部按摩（自右下腹顺升结肠、横结肠、降结肠解剖走向按摩）；对于能下床的患者，鼓励多下床活动，防跌倒、坠床。

（三）院后

转基层医院治疗的患者或居家照护者，护理时应注意以下事宜。

（1）衰弱老年人必需留陪一人。

（2）营养干预，对于存在营养风险患者，积极进行营养支持治疗。

（3）用药管理，减少不合理用药与多药共用，对改善衰弱具有效果。

（4）运动锻炼，以抗阻运动与有氧耐力运动为主。

（5）良好睡眠，保证患者夜间睡眠质量。具体措施同院中。

老年衰弱患者围手术期的决策管理直接关系到患者的预后与健康结局。加速康复外科通过整合多学科资源，建立相关跨学科服务团队，为衰弱患者开展围手术期管理。术前衰弱评估筛查出高危人群，及时实行预康复，将患者生理、心理功能状态调整至最佳，配合精确的术中管理与全面全程的术后管理，对老年骨科患者产生持续积极的效果，明显缩短住院时间，实现衰弱患者全面功能恢复。

（廖海英　李　晔　陈佳丽）

第二节　高血压患者加速康复围手术期护理要点

近年来，伴随社会的进步与医疗技术的发展，高血压患病率呈增长态势，骨科高血压患者也不断增多。据调查显示，骨科老年患者合并高血压的发生率为 40%～50%。高血压患者在围手术期更易出现血流动力学不稳定，并且高血压 3 级（血压≥180/110mmHg）时，围手术期发生心肌缺血、心力衰竭及脑血管意外的危险性明显增加。2007 年美国心脏病学会/美国心脏协会发表的指南建议，轻至中度高血压患者（血压<180/110mmHg＝可以进行手术，但重度高血压（血压≥180/110mmHg）患者应延迟择期手术，以控制血压改善靶器官损害。围手术期高血压的病因除了原发性高血压与继发性高血压外，还包括紧张焦虑、麻醉、手术操作、疼痛、恶心呕吐等诸多原因。加速康复则通过优化围手术期管理流程，全程连续管理，可使患者血压得到更加科学的控制，避免患者围手术期血压波动过大，减少围手术期心肌梗死、脑出血、脑栓塞等并发症的发生，保障患者安全。

一、成立骨科并存疾病多学科管理团队

当前院内患者血压异常的诊治主要依靠心血管内科医师，而外科医师则负责患者的手术治疗，但受国内目前医疗资源的限制，心血管内科医师不可能参与到每名患者高血压的管理中。相关研究证明，医师和药师合作是一种较好的血压管理模式，国外的相关诊疗标准已将药师纳入高血压综合治疗团队。故在培养老年专科护士的基础上，应建立以主管医师、药师、老年专科护士、麻醉师为核心成员的骨科围手术期并存疾病多学科管理团队。团队成员各司其职，主管医师负责患者病情的评估、治疗方案的制订；麻醉师负责患者术中麻醉药物的合理选择与控制性降压、术后镇痛；药师负责降压药物应用的安全性与合理性，优化血压控制方案；老年专科护士负责高血压患者健康指导、具体用药方案的实施与不良反应的监测。通过多学科团队的管理与参与，动态评估患者围手术期血压变化，及时干预纠正，减少手术应激对患者血压的影响，减少并发症发生，促进患者康复。

二、高血压患者院前评估与管理

在患者门诊就诊时，评估患者是否患有高血压，初步鉴别引起高血压的原因。根据高血压的程度，制订血压控制目标。一般认为，年龄<60 岁的患者，血压控制目标为<140/90mmHg；年龄≥60 岁，不伴有糖尿病和慢性肾病的患者，血压控制目标为<150/90mmHg；伴有糖尿病和慢性肾病的患者，血压控制目标为<140/90mmHg。同时根据需要调整降压药。例如长期服用利血平或利血平类降压药者，体内儿茶酚胺可被消耗，麻醉后术中容易发生血压下降或心率减慢，故术前应停药 1 周，改用其他降压药，以减少入

院后血压问题造成的非计划出院。但注意中枢性降压药物、β受体阻滞剂不宜骤然停药。落实健康教育，嘱患者采取高钾低钠饮食，每天钠盐摄入量不得高于3g，每天钾的摄入量不得低于4.7g。同时控制油脂食物摄入、戒烟限酒等。对于骨科已确定手术的高血压患者，根据靶器官受累情况，在住院前完成相关实验室检查或辅助检查，如动态心电图、冠状动脉造影等。

三、高血压患者院中管理

（一）围手术期血压监测

入院后患者术前血压升高主要与基础血压、受刺激（如心理应激）的程度有关，故骨科患者入院后常规每天监测血压3次，根据血压变化情况动态调整用药。

（二）完善镇痛

为降低交感神经兴奋，采用超前镇痛、多模式镇痛等方式对患者做好充分的术前镇痛；术中根据患者情况尽量选择微创手术，不放置导尿管、引流管或缩短其留置时间，实现加速康复中无管的目的。同时做好术中保温以减少术后寒战的发生。术后完善镇痛方案，以消除高血压的诱因，根据心功能状况合理用药以控制血压。

（三）睡眠管理

围手术期睡眠障碍是影响患者加速康复及围手术期血压波动的一个重要因素，可采用酒石酸唑吡坦、阿普唑仑等药物联合音乐疗法等物理方法治疗以提高患者睡眠质量。

（四）保持大小便通畅

对于便秘患者，鼓励多食粗纤维蔬菜如芹菜、各种叶量较多的蔬菜及水果，多饮水。给予超声波治疗以促进肠蠕动，自行腹部按摩（自右下腹顺升结肠、横结肠、降结肠解剖走向按摩）；鼓励患者早期下床活动，以促进胃肠功能恢复。

四、高血压患者院后管理

由于加速康复的实施客观上缩短了患者住院时间，而高血压作为一种慢性病，目前暂缺乏根本的治疗方法，高血压患者往往需要终生用药治疗。故患者围手术期高血压的管理并不局限于院内，还需延长至院后。同时对高血压患者应定期随访，以便观察降压疗效，及时调整药物治疗方案。

1. 定期门诊随访　对于病情较重的患者（血压水平达到3级者），应每1~2个月随访1次，病情较轻者（血压水平达到1~2级者），可每3个月随访1次，以检测各种影响患者预后的危险因素，及时给予针对性干预以降低危害。

2. 加强高血压相关知识宣教　倡导低盐低脂饮食，目前世界卫生组织推荐每人每天食盐摄入量＜5.0g。多食富含膳食纤维的食物，以降低钠盐吸收，增加钠离子排除。养成控制体重、戒烟限酒、适度运动、保持心理平衡等健康的生活习惯。

3. 指导患者合理用药，规律监测血压 教会高血压患者自我管理，降低血压波动对术后康复的不良影响，减少或延缓并发症的发生。

围手术期良好的血压控制对于预防术中并发症及改善患者预后具有非常重要的意义。骨科患者围手术期高血压主要由疼痛、心理、睡眠障碍等多重因素造成。加速康复通过术前评估、疼痛管理、睡眠管理、不放置或缩短管道留置时间等措施，有效减少了围手术期各种应激对患者血压的影响。同时通过个体化血压控制及合理用药有效控制高血压患者围手术期血压波动，减少相关并发症的发生，促进患者康复。

（廖海英　李　晔　陈佳丽）

第三节　糖尿病患者加速康复围手术期护理要点

最近几十年中，伴随我国经济高速发展出现的人口老龄化、饮食模式改变、久坐、体力劳动及活动减少等多种因素，使得糖尿病患病率不断增加。2017 年中国 2 型糖尿病防治指南指出，我国糖尿病患病率显著上升，从 1980 年的 0.67%增长到 2013 年的 10.4%，增加近 16 倍，糖尿病已成为严重威胁人类健康的公共卫生问题，影响人群范围广，并发症多，致残率、致死率高，给社会、家庭及医疗机构带来沉重经济负担和压力。有文献报道，糖尿病患者中约 50%的患者一生中至少要经历 1 次手术，然而糖尿病患者手术相关并发症的发生率和病死率比普通患者增加了 50%。伴随近年来加速康复外科的推进，手术禁忌范围不断减少，而合并糖尿病的患者日益增多，围手术期血糖控制日趋重要。

一、糖尿病患者院前管理

（一）评估与筛查

由骨科医生在患者就诊时进行评估与筛查(图 13-1)。为防止对骨科糖尿病患者的漏诊，医生详细询问就诊患者有无糖尿病病史、血糖控制情况（血糖自我监测值、静脉血血糖值）、用药治疗情况（口服降糖药物种类、胰岛素使用类型及单位剂量）、近期糖化血红蛋白（HbA1c）检验结果。同时告知患者血压控制在 130/80mmHg 以下为宜，其可使糖尿病微血管并发症减少 37%。若血压高于 140/90mmHg，可考虑药物降压治疗。

（二）查体

检查患者全身皮肤状况，尤其是足部皮肤，判断有无皮肤干燥、破损、发红、炎症及足部畸形等，双下肢有无刺痛、麻木感、呈"袜套样"改变。如合并严重糖尿病并发症，如皮肤溃烂、坏疽等情况，应先治疗糖尿病引发的并发症，同时积极控制血糖。

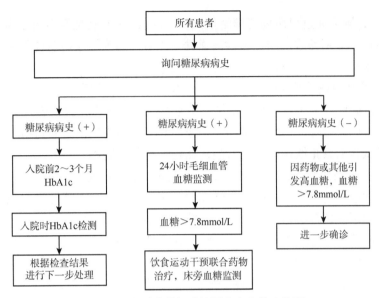

图 13-1　骨科院前门诊糖尿病患者筛查流程

（三）健康教育

健康教育包括戒烟、限酒与饮食、运动指导。告知患者合理控制能量摄入，维持理想体重，并预防营养不良发生。其中对于超重/肥胖的患者，鼓励其在 3～6 个月减轻体重的 5%～10%。消瘦者可通过合理营养计划达到并长期维持理想体重。同时骨科糖尿病患者应接受个体化能量平衡计划，即既要达到或维持理想体重，又要满足不同情况下营养需求。患者需在医务人员指导下进行正确运动，同时遵循循序渐进、量力而为、持之以恒的原则。一般建议患者在餐后 1 小时运动，糖尿病患者每周至少进行 150 分钟中等强度有氧运动，如快走、长跑、骑车、打乒乓球、打羽毛球、打太极拳等。同时适当增加日常身体活动，减少坐姿时间。流行病学研究结果提示，规律运动 8 周以上可将 2 型糖尿病患者 HbA1c 降低 0.66%；坚持规律运动 12～14 年的糖尿病患者病死率显著下降。对于采用胰岛素注射治疗的患者，应注意运动时推荐的注射部位为腹部，以避免肢体活动使胰岛素吸收增快、作用增加而引起低血糖。对于运动量增大的患者，可适当调整并减少运动前的胰岛素（尤其是短效胰岛素）应用剂量，也可在运动中间适当加餐，预防低血糖发生。

二、糖尿病患者院中管理

（一）血糖的评估与监测

患者入院后进行糖尿病常规筛查。年龄≥40 岁，超重（BMI≥24kg/m²）或者肥胖（BMI≥28kg/m²），生活方式有长期久坐，有 2 型糖尿病家族史，血压≥140/90mmHg，有动脉粥样硬化性心脑血管疾病，长期使用抗精神病药物或抗抑郁药物治疗的患者，属于糖尿病高危人群。由医生床旁询问病史后开具空腹血浆葡萄糖及床旁血糖监测医嘱。对于已确诊糖尿病的患者，在入院时测血糖、检查糖化血红蛋白（HbA1c）。对于无糖尿病的患者，若血糖＞7.8mmol/L，则需通过口服葡萄糖耐量试验（OGTT）明确是否为糖尿病，进一步利用糖化血红蛋白检查鉴别糖尿病与应激性高血糖。患者确诊为糖尿病后还需关注有无其他心血管疾病，血脂是否异常，以预防脑血管意外发生。

1. 口服葡萄糖耐量试验（OGTT）　主要用于初次确诊的患者。

（1）患者试验前3天正常饮食（不限制进食量，每天碳水化合物摄入量不少于150g）、正常运动量，停用口服降糖药、避孕药、利尿药等可能影响糖代谢的药物。

（2）患者试验前禁止饮用刺激性饮品，如咖啡、茶、酒等。

（3）试验在晨7：00～9：00开始，受试者空腹（前一日晚餐后禁食8～10小时）抽取第1次血后将无水葡萄糖粉75g溶于300ml温开水内，糖水在5分钟之内服完。

（4）从服糖第一口开始计时，分别于服糖后1小时、2小时在前臂采血测血糖。

（5）试验过程中，受试者不喝茶及咖啡，不吸烟，不做剧烈运动，但也无须绝对卧床。

（6）血标本应尽早送检。

2. 糖化血红蛋白（HbA1c）　是评估血糖控制好坏的金标准。其理想控制目标是＜7.0%。在中国成人中HbA1c诊断糖尿病的最佳切点为6.2%～6.4%，以6.3%的依据为多。其主要用于了解已经诊断糖尿病患者一段时间内（2～3个月）血糖控制情况，同时也有助于围手术期患者糖尿病与应激性高血糖的鉴别。其降低1%可使微血管并发症减少37%。

3. 床旁血糖监测与记录　良好的血糖控制是糖尿病管理的核心，而血糖监测是评价血糖水平的主要手段，因此血糖监测是糖尿病综合治疗的重要组成部分。监测血糖的频率及时间点可根据患者住院期间的饮食、治疗用药及手术等各种不同的情况进行调整，进行针对性的监测（表13-2，表13-3）。空腹血糖是指至少8小时没有进食，并且过夜采集血标本监测的血糖值。餐后2小时血糖指从吃第一口饭开始计时，2小时后采集，吃饭时间最好在30分钟内完成。随机血糖指不考虑上次用餐时间，一天中任意时间的血糖，不能用来诊断空腹血糖异常或糖耐量异常。具体检测方案详见表13-2。

表13-2　围手术期血糖监测方案

饮食/治疗	监测时间	控制目标
正常进食	监测4次（空腹、三餐后2小时）	1. 空腹血糖5.56～10.00mmol/L
正常进食、每天1～2次注射胰岛素或口服降糖药物	监测5次（空腹、三餐后2小时、睡前）	2. 餐后2小时血糖＜13.0mmol/L
		3. 术前空腹＜10.0mmol/L
禁食	每4～6小时监测	4. 随机血糖＜13.9mmol/L
静脉输注胰岛素	每1～2小时监测	
手术（第1台）	空腹、接入手术室前	
手术（接台手术）	空腹、进食营养粉后2小时、接入手术室前	
手术后（当天）	术后返回病房即刻、进食营养粉或进食前、餐后2小时、睡前	

注：血糖的控制目标需根据患者的全身情况而定，针对不同患者制订个体化的血糖控制目标。对于大中小手术、超老年及合并心脑血管疾病的患者，可放宽控制目标。

表 13-3　各时间点血糖监测的适用范围

时间	适用范围
餐前血糖	空腹血糖较高，或有低血糖风险时
餐后 2 小时血糖	空腹血糖已获良好控制，但 HbA1c 仍不能达标者；需要了解饮食和运动对血糖影响者
睡前血糖	注射胰岛素患者，特别是晚餐前注射胰岛素者
夜间血糖	经治疗血糖已接近达标，但空腹血糖仍高者；或疑似有夜间低血糖者
随机血糖	出现低血糖症状时应及时监测血糖，剧烈运动前后宜监测血糖

4. 血糖仪管理规范

（1）质控要求：①质控液开瓶后有效期为 6 个月；②科室应每天进行血糖仪校对，包括低值、高值的校对；③追加校对情况，血糖仪第 1 次使用时需要进行校对，当校对值不在质控范围内需追加，更换电池后需校对，血糖仪被摔后需校对，对患者血糖值有疑问时需校对。

（2）血糖仪的维护：①定点放置；②放置于干燥、避光的地方；③日常使用后的血糖仪应使用毛巾蘸清水擦拭，如被血迹污染，使用酒精擦拭；④血糖仪出现故障或质控问题时，应立即更换仪器，联系厂家，以免影响患者治疗。

5. 营养管理　由于焦虑、恐惧、麻醉及手术创伤等因素的影响，糖尿病患者围手术期会出现强烈的应激反应，引起儿茶酚胺、糖皮质激素、胰高血糖素、生长激素等物质释放增加，加重胰岛素分泌障碍，导致血糖水平进一步升高。研究表明，当血糖＞8.9mmol/L 时，吞噬细胞及白细胞免疫功能减弱，患者易发生切口感染，造成愈合延迟，同时易出现昏迷、酮症酸中毒等多种合并症，所以稳定的血糖控制及合理的营养管理对围手术期糖尿病患者具有重要的意义。

对于骨科患者，入院后 24 小时内及术后 24 小时内均使用 NRS 2002 进行营养评估与营养高风险患者筛查。营养管理师床旁评估核实营养高风险患者后为其制订个体化营养管理方案。同时医院膳食中心为糖尿病患者配送糖尿病专用营养套餐，并且为了解决患者术日由饥饿口渴引起的应激反应，其为患者研制糖尿病专业营养制剂，以提供能量，增加患者舒适度，保持患者血糖稳定以防止术日低血糖。术后在保障安全的前提下鼓励患者早期进食水，避免术后低血糖的发生。

（二）药物治疗

1. 胰岛素治疗　应用胰岛素是围手术期患者血糖控制的首选治疗方法。胰岛素方案优选睡前中长效胰岛素+三餐前短效胰岛素，睡前胰岛素剂量可根据空腹血糖调整。使用胰岛素时，严格执行治疗方案，不能随意中断胰岛素治疗或减少胰岛素剂量。不同的胰岛素起效时间不同，应重点了解作用机制，为患者提供准确安全有效的药物治疗（表 13-4）。

表 13-4　不同类型胰岛素作用特点

胰岛素制剂	制剂类型	起效时间	峰值时间（小时）	持续时间（小时）
短效胰岛素	重组人胰岛素优泌林 R；诺和灵 R	15～60 分钟	1.5～2.5	5～8

续表

胰岛素制剂	制剂类型	起效时间	峰值时间（小时）	持续时间（小时）
超短效胰岛素类似物	门冬胰岛素	10～15分钟	1～3	3～5
	赖脯胰岛素	10～15分钟	1～1.5	4～5
中效胰岛素	优泌林N；诺和灵N	1.5小时	4～12	最长24
长效胰岛素	地特胰岛素（诺和平）	3～4小时	8～10	长达20
长效胰岛素类似物	甘精胰岛素（来得时）	2～3小时	无明显峰值	长达30
预混胰岛素	优泌林70/30	30分钟	2～8	最长24
预混胰岛素类似物	门冬胰岛素30	10～20分钟	1～4	最长24
	赖脯胰岛素25R	15分钟	1.5～3	16～24

注：注意根据餐后血糖水平调整短效胰岛素，依据次晨空腹血糖水平调整中长效胰岛素。低血糖时基础胰岛素剂量应酌情减量。

2. 口服降糖药　二甲双胍作为2型糖尿病的口服一线降糖药，具有可靠的降糖效果，运用最广泛。二甲双胍是联合用药中的基本药物，具有良好的单药及联合用药治疗效果，并且对预防心血管并发症有明确的临床证据。据文献报道单独使用时它可使 HbA1c 下降0.7%～1%。对于2型糖尿病患者的血糖控制，为减少胰岛素用药剂量，可在胰岛素治疗的基础上加用二甲双胍。目前有成分单一的二甲双胍普通片（250mg/片、500mg/片、850mg/片）、二甲双胍缓释片（500mg/片）、二甲双胍肠溶片（250mg/500mg）。原则上"起始小剂量，缓慢逐步加量"，起始小剂量为500mg/d，最佳有效剂量为2000mg/d，成人推荐最大剂量为2550mg/d，缓释片推荐最大用量为2000mg/d。注意二甲双胍具有剂量依赖效应，应监测其相关不良反应。

（三）出院指导

（1）使用胰岛素治疗的患者应自我监测血糖，每周测量3天，每天测量空腹、三餐后、睡前血糖。若血糖未达标，每两周复诊1次。如果血糖已达标，每月复诊1次。

（2）使用口服药者，应用餐时监测方案，未达标患者建议每月4周连续进行餐时配对监测；已达标患者可以每月选1周进行餐时配对监测。

（3）日常护理

1）足部护理：①不吸烟，适当运动，改善血液循环，禁忌长时间步行，当餐后血糖＞16mmol/L时，不建议运动。②每天使用45°以下的温水泡脚1～2次，泡的时间不宜过长，10分钟左右，禁止用脚试水温，可用手试到合适温度以避免烫伤，洗完后毛巾将每个脚趾间擦干，泡脚后应仔细检查有无皮肤皲裂、水泡、小伤口、鸡眼等，检查足背动脉搏动、皮肤温度是否正常，脚趾有无变形，皮肤有无红肿，发现问题，立即就医。③冬天天气干燥，可在双脚上涂上润肤霜，保持皮肤柔润，不要太油，禁止在脚趾间和溃疡处涂抹；出汗较多者，穿棉袜，也可用软薄纱布隔开，以保持足部干爽。④冬天要注意保暖，防止冻伤，不使用热水袋、电热毯或直接烤火取暖，夏天防蚊虫叮咬。⑤选择适合的袜子，如吸水性、透气性好的棉袜子，大小适宜。⑥选择适合的鞋子，透气性好的面料、宽松、厚底，鞋垫最好可减震或制订个性化鞋垫。最好选择下午买鞋，双脚试穿；穿新鞋时，应注意检查双脚皮肤情况，是否有异常。禁止穿高跟鞋、凉鞋，防止硬物损伤皮肤，防止足部皮肤受摩擦而产生水疱，如有水疱形成，切勿自行弄破及处理伤口，不使用鸡眼膏等化学药物处理鸡眼，应找专业医务人员处理。⑦进行足部按摩时动作要轻柔，避免搓、捏等动作；不盘腿坐、不跷二郎腿、不光脚走路。⑧修剪趾甲时保证光线充足，修剪时不要剪得过深，平着修剪趾甲，不留尖锐部分。

2）口腔的日常护理：糖尿病患者因全身抵抗力差，唾液分泌量减少后糖分随之升高，易发生口腔疾病。因此，做好日常口腔护理和定期检查是非常有必要的。

保持口腔清洁卫生，选择软毛的牙刷和抗过敏牙膏，每天刷牙 3 次，每次＞3 分钟，注意牙缝的清洁。

三、糖尿病患者院后管理

术后 1、3、6、9、12 个月门诊面访。如伤口渗血、渗液、红肿等，应立即就诊。同时全面监测血糖、糖化血红蛋白、血压、体重/体重指数及腰围、血脂、肾功能、肝功能和甲状腺功能等，注意预防糖尿病足、眼底病变和心血管病的发生（表 13-5）。

表 13-5　糖尿病患者全面的监测表

糖尿病的监测指标	监测频率	目标值
血糖	具体根据用药方案	空腹 4.4～7.8mmol/L
	随时检测	非空腹 11.0mmol/L
糖化血红蛋白	每 3 个月 1 次	＜7.0%
血压	无高血压者每月 1 次	＞120/80mmHg，生活干预
	有高血压者每天 1 次	＞140/80mmHg，考虑降压治疗
	在家自测	＞160/80mmHg，必须启动降压治疗
高密度脂蛋白胆固醇（HDL-C）	一年一次	男性＞1.0mmol/L
		女性＞1.3mmol/L
甘油三酯（TG）	一年一次	未合并冠心病＜2.6mmol/L
		合并冠心病＜1.8mmol/L
视力、眼底	一年一次	无视物模糊
24 小时尿蛋白	一年一次	男＜2.5g/24h，女＜3.5g/24h
体重指数	一年一次	＜24.0kg/m^2
皮下脂肪增生（胰岛素注射患者）	一年一次	注射部位无异常

加速康复围手术期血糖的管理仍然秉承以患者为中心，关注患者整体综合评估、规范监测及用药治疗，制订能够满足个人需求的个体化精准的管理目标，减少患者住院日及并发症，早期康复，同时让患者尽可能高质量正常生活。

（钟尚洁　李　晔　陈佳丽）

第四节　类风湿关节炎患者加速康复围手术期护理要点

　　类风湿关节炎（rheumatoid arthritis, RA）是一种以侵蚀性关节炎为特征的自身免疫性疾病，病变可累及各个滑膜关节，它可发生于任何年龄段。其发病可能与遗传、环境及性激素等有关。临床表现为多关节肿胀、疼痛并伴有晨僵。严重者可出现关节软骨和骨破坏，关节畸形、疼痛、功能障碍。因该疾病具有反复发作、不易治愈、致死率低、致残率高等特点，所以当累及髋/膝关节时，常需要进行全髋或全膝关节置换术（THA/TKA）。类风湿关节炎 THA/TKA 加速康复目的主要是优化围手术期管理，减少手术创伤反应，消除疼痛，延缓软骨破坏，保持关节活动度，以改善功能、矫正畸形、增加稳定性，增加患者满意度，从而达到加速康复的目的。

一、院前管理

（一）全面评估

　　类风湿关节炎作为一种多系统疾病，不仅影响关节，还可以累及血液系统、心血管系统，同时因为长期药物治疗所造成的副作用，关节置换手术风险有所增加。故拟定手术患者院前应进行全面评估，包括患者精神心理准备、心血管疾病风险评估、潜在感染灶的排除等。

（二）完善相关检查

　　除血常规、类风湿关节炎相关实验室检查外，还需完成 X 线检查，以了解关节退变情况。同时对于拟行关节置换的类风湿关节炎患者，术前必须检查患者张口度，常规行颈椎正侧位或张口位 X 线检查以判断病情，避免全身麻醉时过度前屈或后仰造成寰枢椎脱位。

（三）药物管理

　　类风湿关节炎治疗目的在于控制症状、预防关节结构损害、改善关节功能和尽可能提高生活质量。为达到良好的治疗效果，根除炎症，应遵循早期积极治疗、规范联合用药和个体化治疗的原则。对于骨科择期手术类风湿关节炎患者，如果其正在发病期，应治疗控制后再入院手术。

　　（1）非甾体抗炎药（nonsteroidal nti-inflammatory drug, NSAID）：可抑制环氧合酶活性，减少前列腺素合成，从而达到解热、抗炎及缓解关节肿胀、疼痛、晨僵的目的，是临床上常用的类风湿关节炎治疗药物。该类药物可抑制血小板功能而影响机体凝血功能，且有胃肠道不良反应增加、肾小球滤过率下降、血压升高、心力衰竭等风险。使用 NSAID 应评估患者心血管疾病风险及胃肠道功能，并询问患者有无心脏疾病，特别是老年患者。避免两种以上 NSAID 同时服用，1～2 个月复查 1 次血常规和肝肾功能。

（2）甲氨蝶呤（methotrexate，MTX）：如无禁忌，则是类风湿关节炎治疗的首选药物。作为类风湿关节炎控制药物，其能降低患者心血管疾病风险，改善心血管疾病预后。且大部分研究表明，在围手术期继续应用甲氨蝶呤是安全的。注意长期服用时需定期复查血常规与肝肾功能。

（3）抗骨质疏松药物：类风湿关节炎患者因术前活动受限，服用激素等原因，全身骨质疏松，影响软骨下骨质量，不利于术后成骨，故术前可使用抗骨质疏松药物，尽量提高骨密度。

（4）其他：对于口服氯吡格雷、利血平、阿司匹林者，需停药1周方可入院手术。

（四）预康复

为进一步缓解关节疼痛，改善关节活动度，延缓病情进展，提高手术耐受性，加速术后康复，类风湿关节炎患者在院前即开始进行功能锻炼。具体包括关节伸展运动，如伸膝锻炼、屈髋锻炼、髋外展锻炼、足踝运动等，以及手指等小关节的活动。

关节严重畸形功能锻炼时应注意：①患者进行受累关节功能锻炼时，强度以不引起关节疼痛加重为宜；②个体化进行功能锻炼，循序渐进，根据自身情况适量锻炼；③术前应做好功能锻炼指导及宣教，使患者有功能锻炼的意识，能主动锻炼；④重度类风湿关节炎患者术前病程长，膝关节周围肌肉、韧带及软组织挛缩严重，首次康复锻炼难度较大，医护人员及家属可督促并指导患者功能锻炼，提高其依从性。

二、院中管理

（一）术前皮肤及感染灶的再次筛查

由于糖皮质激素的应用、贫血等影响，类风湿关节炎患者关节置换后感染风险较大。故在患者入院后应再次检查患者全身皮肤情况（有无破溃、足癣、股癣等），以及判断是否存在呼吸道、泌尿道感染及龋齿、牙龈炎、口腔溃疡等。如患者存在感染灶，应延缓入院手术治疗。

（二）加强关节功能训练

类风湿关节炎患者常因疼痛、关节畸形而活动量与功能锻炼都相对减少，然而功能锻炼对髋/膝关节置换术患者康复至关重要，故入院后应进一步加强关节功能训练，指导时机为入院当天、术前1天、术后第1天、术后第2天、出院前。

髋关节置换术患者重点加强伸膝、屈髋、髋外展锻炼；膝关节置换术患者应加强足踝运动、卧位屈膝锻炼、直腿抬高锻炼、坐位屈伸膝关节锻炼等。研究显示，类风湿关节炎患者功能锻炼受年龄、性别、婚姻状况、治疗类风湿关节炎所用费用及社会支持等多方面的影响。故开始术后早期功能锻炼时，应针对不同情况的患者给予个体化功能锻炼指导，以提高患者功能训练依从性，改善患者预后，提高生活质量。

（三）术后早期下床

加速康复外科理念的应用与推广进一步强调了术后早期活动的重要性与必要性，且现代外科手术技术的发展与假体材料的改进也为早期下床活动提供了有利的前提条件。早期下床活动可改善患者肺功能、促进肌肉收缩、尽早恢复肌肉力量，同时减少发生深静脉血栓形成风险，促进胃肠功能恢复。美国骨科医师协会（AAOS）指南推荐髋膝关节置换术患者术后应早期主动运动并尽早下床负重行走。目前大部分髋膝关节置换术患者术后第 1 天在拍片显示假体位置良好、假体周围无骨折、关节力线良好时，即可坐于床边，待无不适后，可在医护人员协助下扶助行器下地活动。但研究显示，疼痛、术后低血容量低蛋白血症、焦虑抑郁等因素可延迟早期下床活动时间。故在临床实施时应评估患者的实际情况，制订个性化的早期下床方案，而不能教条地依据时间长短决定是否下床活动。

（四）预防感染

类风湿关节炎患者接受人工关节置换术后感染的风险是非类风湿关节炎患者的 2 倍。术前应预防性应用抗生素，如头孢唑啉、头孢呋辛等。注意如术中大出血或手术时间超过抗生素半衰期 1~2 倍，则术中应加大抗生素使用剂量。研究表明，术后继续使用抗类风湿关节炎药物是术后感染的诱发因素之一，不同药物可产生不同程度的感染风险，故用药的平衡性需个性化评估和正确把握。同时做好伤口护理与基础护理，加强患者营养管理，降低感染发生率，促进康复。

（五）改善病情抗风湿药合理应用

2017 年美国风湿病学会/美国髋关节和膝关节外科医师协会对风湿性疾病患者择期全髋或全膝关节置换术围手术期抗风湿药治疗进行了规范，具体详见表 13-6。

表 13-6　类风湿关节炎患者围手术期用药规范

改善病情抗风湿药：手术期间继续使用这些药物	给药时间	继续/停药
甲氨蝶呤	每周 1 次	继续
柳氮磺胺吡啶	每天 1~2 次	继续
来氟米特	每天 1 次	继续
多西环素	每天 1 次	继续
生物制剂：术前停用这些药物并将手术安排在给药周期末，术后至少 14 天后如伤口愈合良好、全身及手术部位无感染，则恢复用药	给药时间	手术安排于（末次生物制剂给药后）
阿达木单抗	每周 1 次或每 2 周 1 次	第 2 周或第 3 周
依那西普	每周 1 次或每周 2 次	第 2 周
戈利木单抗	每 4 周 1 次（皮下）或每 8 周 1 次（静脉）	第 5 周、第 9 周
英夫利西单抗	每 4、6 或 8 周 1 次	第 5、7 或 9 周
阿巴西普	每月 1 次（静脉）或	第 5 周
赛妥珠单抗	每 2 周或每 4 周 1 次	第 3 或第 5 周
利妥昔单抗	2 剂间隔 2 周给药，每 4~6 个月 1 次	第 7 个月

续表

生物制剂：术前停用这些药物并将手术安排在给药周期末，术后至少 14 天后如伤口愈合良好、全身及手术部位无感染，则恢复用药	给药时间	手术安排于（末次生物制剂给药后）
托珠单抗	每周 1 次（皮下）或	第 2 周
	每 4 周 1 次（静脉）	第 5 周
阿那白滞素	每天 1 次	第 2 天
托法替布：术前 7 天停药	每天 1 次或每天 2 次	末次服药后 7 天
严重系统性红斑狼疮用药：围手术期继续应用这些药	给药时间	继续/停药
吗替麦考酚酯	每天 2 次	继续
硫唑嘌呤	每天 1 次或每天 2 次	继续
环孢素	每天 2 次	继续
他克莫司	每天 2 次（静脉或口服）	继续
非严重系统性红斑狼疮用药：术前 1 周停药	给药时间	继续/停药
吗替麦考酚酯	每天 2 次	停药
硫唑嘌呤	每天 1 次或每天 2 次	停药
环孢素	每天 2 次	停药
他克莫司	每天 2 次（静脉或口服）	停药

三、院后管理

（一）用药指导

继续服用非甾体抗炎药，如出现胃肠道不良反应如恶心、呕吐、腹痛、腹泻、腹胀及消化道溃疡、出血、穿孔等情况，及时就医。

（二）伤口管理

保持敷料清洁干燥，根据伤口情况 2～3 天换药 1 次，术后 2～3 周后拆线，拆线后可沐浴，以淋浴为宜。一旦伤口出现红肿、渗液或疼痛剧烈，应及时门诊或急诊就医。

（三）预防感染

出院后若患者存在感冒发热、拔牙、肠镜检查等任何可能引起感染的情况，需口服抗生素 3 天。

（四）辅具的使用

出院后需要继续使用助行器或拐杖等辅助器来保持平衡和协助活动。下肢支具应在夜间休息时佩戴，直到膝关节完全伸直（约 2 个月，根据个人具体情况）；白天，进行功能锻炼可不佩戴支具。注意防外伤、防跌倒。

（五）功能锻炼

每天的活动量应在承受范围内，循序渐进，逐渐增加。术后 3 个月内避免跑步、跳跃、爬山或提重物。行走后如出现膝关节肿胀，可冰敷膝关节，每天 3 次，每次半小时。出院后继续进行屈髋、伸膝、外展髋练习，康复训练的内容与院中指导内容一致。

（六）预防关节脱位

髋关节手术后不要交叉双腿，不能跷二郎腿，半年内禁忌坐矮凳子、矮沙发，不侧身拿取物品，不直接弯腰取物，排便使用坐式马桶，双腿分开与肩同宽外八字起身坐下。上下床时从患侧上下床，避免上下床转身。出院需坐小车副驾驶，上下车及行车途中夹住梯形枕。行车 2 小时后需在服务区下车稍作休息。

（七）风湿免疫科门诊随访

应在出院后前往风湿免疫专科门诊就诊，按照专科医生建议调整治疗类风湿药物。应每 1～3 个月门诊随访 1 次，调整治疗方案，包括正在使用的药物剂量的调整和实验室检查后药物的更换。

（八）预防血栓

出院后应遵医嘱继续防血栓治疗，包括基础预防（嘱患者主动运动，多饮水，白天饮水量在 2000ml 左右，进食绿色蔬菜），继续加强功能锻炼，如踝泵运动、屈膝屈髋活动、直腿抬高运动等，以促进血液循环；药物治疗，如应用阿哌沙班片、利伐沙班片等。使用药物期间注意事项：应观察有无出血情况，如牙龈出血、黑便、皮下瘀斑，一旦有出血情况，应及时停药，并咨询医生。

（九）日常生活注意事项

（1）充分休息：类风湿关节炎患者常感到疲倦，每天晚上应保证充足的睡眠，尽可能休息。避免久坐久站，避免长时间保持一个姿势。

（2）提升自我管理能力：鼓励患者做一些力所能及的家务，生活物品尽量摆放在患者容易取放的地方。

（3）选择合适的着装：衣裤应选择棉质、宽松、轻巧且容易穿脱的款式，也可以借助一些辅助穿脱衣服的工具，如鞋拔、尼龙搭扣和拉链等。冬季应选择保暖性强，且不宜过重的衣裤，鞋的大小应合适。

（4）患者关节处保暖，不宜穿湿衣、湿鞋及湿袜，防止受寒、淋雨和受潮等。

（5）晨僵者晨起后可先行温水浴或用热水浸泡僵硬的关节，再进行活动关节。夜间睡眠戴弹力手套保暖，可减轻晨僵程度。

（6）患者应定期复查血液指标，发现病情变化，及时就医。

对于晚期类风湿关节炎患者，关节置换可减轻患者疼痛、恢复关节活动度、提高生活质量。但鉴于类风湿关节炎疾病的特殊性，加速康复下围手术期早期评估干预必不可少，同时药物管理、康复训练、健康指导，可有效控制病情，减少致残率，改善患者生活质量，促进患者康复。

（钟尚洁 李 晔 陈佳丽）

参 考 文 献

陈诚，石泽亚，宁春莎，等，2020. 加速康复外科理念下衰弱患者围术期管理现状及启示. 护士进修杂志，35（3）：242-247.

陈进，2011. 骨科老年患者术前健康状况评估与术后并发症的相关性分析. 河北医学，17（11）：1450-1452.

陈俊，2016. 中国心血管病预防指南. 中华心血管病杂志，5（5）：263-279.

陈源源，2017. 围手术期高血压的管理策略. 中华高血压杂志，25（8）：786-789.

李军，2016. 围术期高血压管理专家共识. 临床麻醉学杂志，32（3）：295-297.

刘海林，郭艺芳，2012. 老年高血压的诊断与治疗中国专家共识（2011 版）. 中华内科杂志，（1）：76-82.

杨文英，杨兆军，李光伟，等，2005. 联合测量腰臀围比值（或腰围）和血压可预测代谢综合征. 中华内分泌代谢杂志，21（3）：227-229.

于普林，王建业，2015. 加强老年人衰弱综合征的防治研究. 中华老年医学杂志，34（12）：1281.

张静梅，张立涛，梁俊生，2012. 老年骨科患者并存内科系统疾病调查分析. 中国骨质疏松杂志，18（4）：336-338.

中国高血压防治指南修订委员会，2011. 中国高血压防治指南 2010. 中华高血压杂志，19（8）：701-743.

中华医学会神经病学分会脑血管病学组缺血性脑中卒二级预防指南撰写组，2010. 中国缺血性脑卒中和短暂性脑缺血发作二级预防指南 2010. 中华神经科杂志，43（2）：154-160.

Calvani R，Marini F，Cesari M，et al，2015. Biomarkers for physical frailty and sarcopenia：state of the science and future developments. J Cachexia Sarcopenia Muscle，6（4）：278-286.

Cesari M，Prince M，Thiyagarajan JA，et al，2016，Frailty：An Emerging Public Health Priority. J Am Med Dir Assoc，17（3）：188-192.

Chen CY，Wu SC，Chen LJ，et al，2010. The prevalence of subjective frailty and factors associated with frailty in Taiwan. Arch Gerontol Geriatr，50：S43-S47.

Chen SP，Hao QK，Yang M，et al，2015. Association between Angiotensin-converting enzyme insertion/deletion polymorphisms and frailty among chinese older people. J Am Med Dir Assoc，16（5）：438. e1-438. e6.

Clegg A，Young J，Iliffe，S，et al，2013. Frailty in elderly people. Lancet，381（9868）：752-762.

Collard RM，Boter H，Schoevers RA，et al，2012. Prevalence of frailty in community - dwelling older persons：a systematic review. J Am Geriatr Soc，60（8）：1487-1492.

Dent E，Chapman I，Howell S，et al，2014. Frailty and functional decline indices predict poor outcomes in hospitalised older people. Age Ageing，43（4）：477-484.

Fried LP，Ferrucci L，Darer J，et al，2004. Untangling the concepts of disability，frailty，and comorbidity：implications for improved targeting and care. J Gerontol A Biol Sci Med Sci，59（3）：255-263.

Garcia-Garcia FJ，Avila GG，Alfaro-Acha A，et al，2011. The prevalence of frailty syndrome in an older population from Spain：The Toledo Study for Healthy Aging. J Nutr Health Aging，15（10）：852-856.

Hao Q，Song X，Yang M，et al，2016. Understanding risk in the oldest old：frailty and the metabolic syndrome in a Chinese community sample aged 90+ years. J Nutr Health Aging，20（1）：82-88.

Martinis MD，Franceschi C，Monti D，et al，2006. Inflammation markers predicting frailty and mortality in the elderly. Exp Mol Pathol，80（3）：219-227.

Oliveira DR，Bettinelli LA，Pasqualotti A，et al，2013. Prevalence of frailty syndrome in old people in a hospital institution. Rev Lat Am Enfermagem，21（4）：891-898.

Tang Z，Wang CX，Song XW，et al，2013. Co-occurrence of cardiometabolic diseases and frailty in older Chinese adults in the Beijing Longitudinal Study of Ageing. Age Ageing，42（3）：346-351.

Walston J，Hadley EC，Ferrucci L，et al，2006. Research agenda for frailty in older adults：toward a better understanding of physiology and etiology：summary from the American Geriatrics Society/National Institute on Aging Research Conference on Frailty in Older Adults. J Am Geriatr Soc，54（6）：991-1001.

第十四章　多学科团队合作在骨科加速康复外科中的应用

第一节　营养师的角色与职能

患者在围手术期所承担的与营养有关的，并且会对临床结局产生负面影响的风险称为营养风险。营养风险包括手术后感染所引起的并发症，以及营养不良或营养不足所引起的康复时间延长。骨科患者围手术期营养不良将对其术后康复造成较大影响。大量研究表明，加速康复下围手术期的营养管理与营养支持、术后早期进食可有效降低患者生理或心理应激，改善患者营养状况，维持机体有效代谢和器官组织功能，提高机体对手术创伤的耐受性，减少或避免术后并发症的发生，促进肠道功能早期恢复，从而加速患者康复。因此营养管理在骨科加速康复外科中起到重要的作用，并且贯穿患者入院前、手术前、手术后及出院后整个诊疗过程。同时临床营养师是骨科围手术期加速康复多学科团队中不可或缺的重要角色，不仅指导骨科患者营养风险评估，开展临床营养治疗，而且对围手术期骨科患者的全程营养管理起到监督和指导的作用。

一、指导临床营养风险筛查

目前国内外指南推荐的规范化营养支持疗法步骤包括营养风险筛查、营养状况评定、营养干预及监测。加速康复外科特别强调术前营养风险筛查与营养评估，因为营养风险筛查是营养管理的第一步，临床营养师通过确定患者是否存在营养风险或发生营养不良的风险，及时进行营养不良评定或制订营养支持计划，以改善临床结局。临床营养师作为临床营养专业人员，有责任指导临床医护人员对患者进行规范化的营养风险筛查培训，并审核其筛查结果的准确性。

（一）营养风险筛查 2002

现有的营养风险筛查量表较多，但 NRS 2002 因同时考虑到疾病严重程度及营养状态受损情况，临床使用简单，是目前多个学会、指南推荐的首选营养筛查工具。它在对 128个随机对照研究进行系统分析的基础上确定评分标准，具有高强度的循证医学基础。其适用于 18～90 岁、住院 1 天以上、次日 8：00 前未行手术、神志清醒、愿意接受筛查的患者。可由受过培训的主管医师、营养师和护师对患者进行营养风险筛查。

（二）微型营养评定简表

由于老年人群的特殊性，普通的营养风险筛查及评估工具不适用于这类人群，微型营养评定简表（mini nutritional assessment short form, MNA-SF）是专用于老年人的营养风险筛查工具，是由 Rubenstein 等在传统 MNA 基础上进行设计而来。MNA-SF 由 6 个条目组成，适合 65 岁以上的老年人，其信息可通过询问患者本人、护理人员或查询相关的医疗记录获取。

二、营养状况评定

对于有营养风险的患者，需要进行部分或全部营养状况评定。营养状况评定是指专业人员通过膳食调查、人体测量、临床检查、实验室检查及多项综合营养评价方法等手段，判定人体营养状况，确定营养不良的类型及程度，估计营养不良的危险性，并监测营养治疗的疗效。营养状况评定既有主观指标，也有客观指标。因疾病的发生、发展与营养状况的改变相互影响、互相作用，因此营养状况评定目前尚无金标准，没有任何单一的指标能够准确地反映患者整体的营养状况。临床上一般根据患者的疾病情况，结合营养调查结果进行综合评价，以判断患者营养不良的程度。高质量的营养评价是非常耗时的，需要临床营养专业人员完成。

（一）人体测量

1. 体重　体重的变化可初步反映患者的能量营养状况，以及机体合成代谢与分解代谢的状态，体重是营养评价中最简单、最直接而又非常重要的指标。

（1）标准体重

1）Broca 改良公式：标准体重（kg）=身高（cm）–105。

2）平田公式：标准体重（kg）=［身高（cm）–100］×0.9。

（2）体重改变：体重的营养评价还应将体重变化的幅度与速度结合起来考虑。

体重改变（%）=（平时体重–实测体重）/平时体重×100%。评价标准见表 14-1。

表 14-1　体重改变的评价标准

时间	中度体重丧失	重度体重丧失
1 周	1%～2%	＞2%
1 个月	5%	＞5%
3 个月	7.5%	＞7.5%
6 个月	10%	＞10%

该指标可反映能量与蛋白质代谢的情况，提示是否存在蛋白质能量营养不良。但一日体重改变如果大于 0.5kg，往往是体内水分改变的结果，如患者出现水肿、腹水等，并非真正的体重改变。若短时间内体重减少超过 10%，同时血浆白蛋白低于 30g/L，在排除其他原因后，应考虑为严重的蛋白质能量营养不良。

（3）体重指数（BMI）：是目前评价肥胖和消瘦最常用的指标，是反映蛋白质能量营养不良的可靠指标。

$$BMI=体重（kg）/[身高（m）]^2$$

评价标准：2001 年国际生命科学学会中国肥胖问题工作组提出了适合 18 岁以上中国成人的 BMI 标准：BMI 在 18.5～23.9kg/m² 为正常，＜18.5kg/m² 为营养不良，≥24.0kg/m² 为超重，≥28.0kg/m² 为肥胖。但此标准不适用于儿童、发育中的青少年、孕妇、哺乳者、老年人及身形健硕的运动员。

2. 皮褶厚度　可以反映人体皮下脂肪的含量，因此临床常用皮褶厚度估计脂肪消耗情况，并将其用于评价能量缺乏与肥胖程度。临床上最常用的为三头肌皮褶厚度（triceps skinfold thickness, TSF）。

三头肌皮褶厚度的测量方法：使被测者上臂自然下垂，取左（或右）上臂背侧、肩峰与尺骨鹰嘴中点上 1～2cm 处，用左手在被测部位夹提起皮肤和皮下组织，在该皮褶提起点下方用皮褶计测量其皮褶厚度。

正常值：男性为 8.3mm，女性为 15.3mm。

评价标准：实测值占正常值 90% 以上为正常，80%～90% 为轻度营养不良，60%～80% 为中度营养不良，低于 60% 为重度营养不良，超过 120% 为肥胖。若皮褶厚度小于 5mm，则表示无脂肪，人体脂肪消耗殆尽。我国目前尚无群体调查理想值，但其可作为患者治疗前后自身对比参考值。

3. 上臂围与上臂肌围

（1）上臂围：是上臂中点的周长。

正常值：我国男性上臂围平均为 27.5cm，女性为 25.8cm。评价标准：测量值大于正常值的 90% 为营养正常，80%～90% 为轻度营养不良，60%～80% 为中度营养不良，小于 60% 为严重营养不良。

（2）上臂肌围：反映肌蛋白量变化的良好指标，能间接反映体内蛋白质储存的情况。

计算公式：上臂肌围（cm）=上臂围（cm）–3.14×三头肌皮褶厚度（cm）

正常值：我国男性上臂肌围平均为 25.3cm，女性为 23.2cm。评价标准：测量值大于正常值 90% 为营养正常，80%～90% 为轻度营养不良，60%～80% 为中度营养不良，小于 60% 为重度营养不良。

（二）临床检查

临床检查是通过病史采集及体格检查发现患者是否存在营养不良。

1. 病史采集

（1）饮食习惯：有无厌食、食物禁忌、吸收不良、消化障碍及能量与营养素摄入量等。

（2）病史：已存在的病理与营养素影响因子，包括传染病、内分泌疾病、慢性疾病等。

（3）精神病史：抑郁症、认知障碍、酒精依赖等都会导致营养摄入不足。

（4）用药史及治疗手段：包括代谢药物、类固醇、免疫抑制剂、利尿药、泻药等及放疗和化疗。

（5）过敏史：对食物过敏或不耐受等。

2. 体格检查　通过细致的体格检查，重点发现是否存在下述情况并判定其程度，同时与其他疾病鉴别：①肌肉萎缩；②水肿或腹水；③毛发脱落；④皮肤改变；⑤必需脂肪酸缺乏体征；⑥维生素缺乏体征；⑦常量和微量元素缺乏体征；⑧肝大；⑨恶病质等。

（三）实验室检查

实验室检查主要包括营养成分的血液浓度测定；与营养素吸收和代谢有关的各种酶的活性测定；头发、指甲中营养素含量的测定。

1. 血浆蛋白　包括血浆白蛋白、转铁蛋白、前白蛋白、视黄醇结合蛋白等，其功能与营养状况见表 14-2。

表 14-2　各种血浆蛋白功能与营养状况

血浆蛋白	临床意义	半衰期	功能	降低的原因	升高的原因
白蛋白	35～50g/L，正常 28～34g/L，轻度不足 21～27g/L，中度不足 <21g/L，重度不足	14～20 天	维持渗透压和转运物质	肝病、感染、肾病综合征、手术后水肿、水潴留、吸收不良	脱水
转铁蛋白	2～4g/L，正常 1.5～2.0g/L，轻度不足 1.0～1.5g/L，中度不足 <1.0g/L，重度不足	8～10 天	与血浆铁结合并转运至需铁组织	慢性感染、急性分解代谢状态、肾病综合征、肝损害、水潴留、营养不良	妊娠、肝炎、铁缺乏、脱水、慢性失血
前白蛋白	0.25～0.40g/L，正常 0.16～0.25g/L，轻度不足 0.12～0.15g/L，中度不足 <0.12g/L，重度不足	2～3 天	转运甲状腺素和维生素 A	急性分解代谢状态、手术后、肝脏疾病、感染、透析	慢性肾衰竭
视黄醇结合蛋白	0.027～0.076g/L，正常	12 小时	转运维生素 A	维生素 A 缺乏、急性分解代谢状态、手术后、肝脏疾病	肾衰竭、妊娠

2. 维生素及矿物质检测　通过实验室检测等手段，可以发现各种维生素、微量元素、矿物质等单独营养素的缺乏症。

3. 免疫功能　主要包括总淋巴细胞计数（total lymphocyte count, TLC）和迟发型超敏反应（delayed type hypersensitivity, DTH）。TLC 是评价细胞免疫功能的简易方法，但应激、感染、肿瘤及免疫抑制剂的使用均会影响淋巴细胞计数，因此，TLC 并非作为营养评价指数的可靠指标。DTH 也是评价细胞免疫的重要指标，但使用药物和某些疾病也会影响结果。

（四）膳食调查法

临床上最常用的膳食调查法是 24 小时膳食回顾法，即询问调查对象在前 1 天或 24 小时内进餐次数、食物种类、数量、剩余量、进餐时间及地点等相关信息，归纳推算出一组人平均的营养素摄入量。该法适用于个体或特殊人群的调查，如患者、散居儿童、老年人、咨询门诊就诊人员等。

（五）营养状况评价量表

主观全面评定（subjective global assessment, SGA）是目前常用的营养状况评定量表，其评定内容包括病史与体格检查两个方面。病史包括 5 个方面的内容：①体重变化；②进食量变化；③胃肠道症状；④活动能力改变；⑤疾病状态下的代谢需求。体格检查包括 3 个方面：①皮下脂肪的丢失；②肌肉的消耗；③水肿（体液）情况。根据以上 8 项内容进行 A、B、C 分级。A 级为营养良好；B 级为轻、中度营养不良；C 级为重度营养不良。上述 8 项中≥5 项属于 C 级，定为重度营养不良，≥5 项属于 B 级，定为轻、中度营养不良。

三、制订营养治疗方案

避免术前长时间禁食和术后恢复早期进食是提高骨科患者术后康复的重要内容。在围手术期不同的阶段，为患者制订合理的营养支持方案，也是临床营养师工作中的重点。

（一）术前营养支持

1. 营养支持时机　术前存在营养风险或营养不良的患者接受营养支持，有助于纠正或改善患者的代谢与营养状态，提高患者对手术和麻醉的耐受能力。术前营养状况良好患者无需营养支持，中度及重度营养不良患者术前需要营养支持。

术前的肠内营养或口服营养补充剂应在入院前实施，以缩短住院天数、降低院内感染发生率。因此，对于骨科门诊发现存在营养不良或营养风险的患者，可通过多学科协作联合门诊的方式转至营养门诊，由临床营养师为患者制订个体化的院外营养支持方案，待患者营养状况好转后，再行入院手术。对于住院患者，由营养师及医护人员组成多学科协助小组共同为患者制订营养支持方案。

2. 支持方式　在胃肠道功能允许的情况下，术前存在营养风险或营养不良的骨科患者营养支持方式依次为高蛋白饮食、口服营养补充（oral nutritional supplement, ONS）或肠内营养，其中蛋白质必须供给充足，应占总能量的 15%～20%或 1.5～2.0g/（kg·d），其中50%以上为优质蛋白质。对于低营养风险的患者应禁食富含优质蛋白质的食物（如鱼类、禽类、瘦肉、奶类、蛋类及大豆等）。研究显示，只有当肠内营养支持无法满足能量或蛋白质目标需要量的 60%持续 7～10 天时，肠外营养才能使患者获益。

3. 营养支持时间　应持续 7～10 天，更短时间的营养支持难以达到预期效果，高营养风险患者可能需要更长时间的营养支持，以改善患者营养状况，降低术后并发症发生率。

（二）缩短术前禁食禁饮时间

传统的术前禁食增加了患者的不适感，包括口渴、饥饿、头痛和焦虑等，而缩短术前禁食时间可减轻手术应激反应，缓解胰岛素抵抗，减少蛋白质损失和禁食对胃肠功能的损害。一项纳入了 38 个随机对照临床试验的 Meta 分析也发现，与传统禁食标准相比，减少术前禁食禁饮时间并没有增加麻醉期间的反流和误吸。迄今为止，尚无证据支持术前长时间禁食会避免反流性误吸的发生。术前碳水化合物负荷（糖尿病患者除外）能有效减轻患者术后胰岛素抵抗和蛋白质分解代谢，并减少患者术前不适感。

对于术前不存在胃肠梗阻的骨科择期手术患者，多数情况无须术前隔夜禁食。麻醉前2小时可进食清流质饮食，麻醉前6小时进食低脂饮食。根据三大营养素胃排空速度的不同，不同食物手术麻醉前禁食时间建议见表14-3。

表 14-3　骨科择期手术患者手术麻醉前禁食时间建议

食物种类	最短禁食时间
清饮料	2 小时
母乳	4 小时
婴儿配方奶粉	6 小时
牛奶等液体乳制品	6 小时
淀粉类固体食物	6 小时
油炸、脂肪及肉类食物	可能更长时间，一般≥8 小时

在临床实际工作中，具体使用哪一种类食物，要灵活根据患者的手术时间进行决定，为同质化管理并利于临床推广，可由多学科营养管理小组统一制订相应的肠内营养制剂应用方案，由管床医护人员告知患者具体使用时间及用法。

（三）术后早期进食

术后早期进食具有保护肠黏膜、促进门静脉循环、加速器官功能恢复等作用，也可减少术后并发症、缩短住院时间、降低住院费用等。对于骨科手术患者，因未涉及腹部，不引起或较少引起全身反应，麻醉清醒后无恶心、呕吐即可进食。另外，除存在肠道功能障碍、肠缺血或肠梗阻的患者，多数患者都推荐在手术当天通过经口进食或 ONS 摄入高蛋白质营养。因传统的"清流质"和"全流质"饮食不能提供充足的营养，不推荐常规应用。

（四）术后营养支持

术后有效的营养支持，不仅可以减少在术前已经存在营养不良或营养风险患者发生并发症的风险，还能减少术前营养状况良好的患者在术后发生营养不良的风险，在促进伤口愈合、缩短住院时间及改善其临床结局方面起到重要的作用。术后行营养支持的指征如下：术前已经实施营养支持的患者，或存在严重营养不良而术前未进行营养支持的患者；术后估计超过 5 天不能进食者或不能维持适当的口服摄入量（7 天内不能维持推荐摄入量 50%以上）者；术后出现严重并发症，需要长时间禁食者；代谢需求明显增加的患者。营养支持方式同术前。

四、出院后营养管理

近几年来，随着加速康复外科的全面实施，患者的住院时间缩短了，但部分患者出院时仍存在营养不良，需继续进行院外的家庭营养管理，即由营养师、医生、护士、照护者及康复治疗师组成的多学科专业化团队，为患者在家、社区提供全程营养管理服务。

围手术期接受营养治疗且口服营养仍不能满足能量需求的患者，出院前应常规进行营养状态再评估，出院后继续给予膳食指导等。建议出院时仍存在营养不良的患者，或以前营养不良、老年和肌肉萎缩的患者，出院后继续使用高蛋白 ONS，可通过加餐、少量多餐的形式完成，以满足能量和蛋白质的需求。

围手术期营养管理是加速康复实施的重要组成部分，患者的营养状况是术后恢复的重要影响因素。加速康复下通过术前营养风险筛查、营养状况评定，做到患者术前营养功能预康复，术后早期经口进食，维护肠黏膜屏障，尽快恢复肠动力、肠吸收等功能。同时由营养师、康复师、骨科医护团队构成的骨科加速康复多学科管理团队，通过采取一系列加速康复举措，最大限度减少机体应激，维持生理稳态，促进患者术后加速康复。

（于凤梅　何艳萍　宁　宁）

第二节　手术室护士的角色与职能

大量研究表明，在加速康复模式指导下开展手术室护理能在一定程度上促进患者功能早期恢复，减少并发症和缩短住院时间。作为多学科团队成员中的一员，手术室骨科专科护士通过视频教学、各亚专业工作坊、精细化手术配合理论知识及操作技能知识竞赛、医护手术大赛等模式，综合培养并不断提高手术室骨科专业洗手护士与骨科医生高效、高质量的手术配合，降低手术风险，缩短手术时间。同时通过术前访视、术中保温、术后无缝交接等，减少患者手术应激，保障患者加速康复。

一、术前管理

（一）精细化手术排程

手术是否顺利，不仅是对主刀医生、手术室护士专业技能的考验，同时也是对医护间手术配合的考验。精准的手术配合，特别是对骨科各亚专业专科器械的熟练操作，会有效提高手术效率，缩短手术时间，降低手术风险，减少患者手术应激，加速患者术后康复。在术前一天，根据手术排程安排对应亚专业专科护士作为洗手护士和巡回护士，做到手术间人员相对固定，以减少手术拖台。尽量准确预估接台手术时间，每台手术无缝衔接，为确定患者术前进食营养餐的时间提供参考，以缩短患者术前禁食时间，降低饥饿、口渴等不适，提高患者对手术和麻醉的耐受能力。

（二）外来器械的配置

由于骨科手术的复杂性和多变性，需要使用的器械种类繁多，且厂家的外来器械存在不规律性，因而外来手术器械的准备至关重要。

1. 外来器械消毒与存放 外来器械在进入手术室前，器械商需提供资质证明，与医院签署合同并进行登记报备。器械进入医院后，需对供应室工作人员进行器械清洗及保养等相关知识的培训考核，同时需对手术室护士进行器械组成、使用原理及初级保养等相关知识的培训考核。供应室按照培训内容及要求规范清洗、消毒器械，规范包装、灭菌器械包，检验合格后发放器械至手术室，无菌室护士检验合格后完成交接并按照无菌物品储放要求分厂家、分类别放置器械。消毒内植物按要求灭菌合格后由设备科二级库房工作人员进行清点交接并分类放置。

2. 外来器械的发放 术前一天，根据次日手术的需要及骨科医生的特殊要求，提前填写手术器械单。手术当天无菌室工作人员提前半小时上班到岗，根据器械清点单将首台手术所需器械依次发放至每个手术间。连台手术时，无菌室工作人员根据下一台手术器械的需要，提前计划和准备外来器械，避免因器械发放错误或无器械可使用而影响手术顺利进行。此举节约术前准备时间，有效保证首台手术准时开台率。如出现器械短缺、破包等特殊情况，可提前同骨科医生商量是否可以更换手术顺序，并及时通知病房护士延迟发放该患者的营养液。

（三）术前访视

手术室护士通过查阅电子病历，了解患者病情后，带齐所有的访视单、各种宣教资料、特殊体位图片到患者床旁，在完成自我介绍后，向患者交代术前注意事项，分享手术成功案例，倾听患者的期望，做好解释与心理护理；同时评估术中可能出现的问题，制订相应的预防和处理措施。术前访视作为手术室护士与患者交流的开始，与患者及其家属进行有效的沟通并进行充分的健康宣教，可以有效地建立患者对手术室护理人员的信任，帮助患者树立信心，减少其对手术的担忧和恐惧，缓解患者紧张、焦虑的情绪。同时手术室护士也可提前了解患者基本情况，术中与医生进行更好的配合。

（四）保证有效衔接

保证接台手术衔接得当，根据手术进展通知病房适时为接台患者发放术前营养餐，适时接送患者可缩短患者在手术等待区的等待时间。查看患者是否已做手术标识，提高效率和安全性。患者进入手术室后护理人员询问患者是否存在恶心、头晕等不适，采用激励性及温和的语言对患者进行安慰和鼓励，指导患者通过放松、深呼吸等方式转移注意力，并注意保护患者的隐私。

二、术中配合

（一）巡回护士

1. 三方核查 手术室护士与手术医生、麻醉医生三方按照手术三方核查表共同逐项核对患者信息、手术部位的标识是否正确，并在安全核查表上签名。

2. 出入量通道准备 病房常规带入 18G 留置针，麻醉后评估并根据手术的出血量及手术时间选择合适的部位及留置针进行静脉通道的准备。根据手术的难易程度、出血量、手术时长等遵医嘱安置导尿管。尽量避免对患者进行不必要的侵入性操作，降低患者术后尿道不适和感染的概率，缩短患者术后的康复时间，同时也减少术后的并发症。手术开始 30 分钟前遵医嘱预防性使用抗菌药物，切皮前使用止血药物，减少术中出血量及感染，加速患者康复。

3. 仪器设备准备 根据手术需要配置相关仪器设备，如高频电刀、负压吸引器、电动止血仪等。认真检查其是否处于工作状态，知晓仪器设备的应用及注意事项，待手术台上准备好后进行安装连接。

4. 预防术中低体温 多项研究提示，手术患者特别是老年患者在麻醉后体温自身调节系统受到抑制，术中机体产热减少、散热增加，热量丢失的途径增加，再加上手术创面大，容易受到低体温的影响。轻度的低温，能使伤口感染发生率增加 2~3 倍，增加患者术中的失血量，增加心血管系统并发症和机体分解代谢，使患者的不适感明显增加，所以为患者保温有着重要意义。手术室护士进入手术间时，首先检查手术间的温度、湿度，确保手术间室温为 22~24℃，湿度为 40%~60%，患者进入手术间后为患者盖好保温被，摆好体位后也可使用充气式保温毯覆盖患者非手术区域，启动电源后选择所需的温度档位在 40~42℃，暖风经导气管进入保温毯，再经内层小孔流出，在患者体表形成暖流达到保温效果。术中大量冲洗时，选用加温冲洗液防止患者体温丢失。若术中需要大量输液或者输血，加温输液输血装置，防止大量低温液体进入体内引起血管痉挛所致的心血管意外事件发生。

5. 预防压力性损伤的发生 多数骨科手术的手术时间较长，手术过程中患者长时间处于被动体位或患者年龄大于 60 岁、骨折部位导致患者不能活动、蛋白低、患者过瘦或过胖等容易引起压力性损伤，导致患者术后的康复严重受到影响，皮肤完整性受损。因此，术前在安放体位时，由巡回护士主导，麻醉医生、外科医生共同摆放，非手术区域的受压部位用棉垫或硅胶垫保护。在不影响手术部位的情况下非手术肢体处于功能体位。做好各项预防措施，降低压力性损伤的发生率。

6. 皮肤准备 与医生共同摆放好体位后，准备聚维酮碘溶液消毒患者皮肤。

7. 手术物品清点 手术开始前和器械护士严格清点器械物品，保证消毒灭菌皮肤合格，并检查器械的完整性及功能状态。

8. 特殊物品准备 为了减少术中外出准备耗材，巡回护士提前按照医生常规用物准备术中会用到的止血材料，如流体明胶、纤丝速即纱、明胶海绵等。若临时更改需要，立即电话告知二级库房工作人员将耗材送至手术间。

9. 完善相关文书 认真填写手术患者交接单、手术安全核查单、手术护理器械清点单等，植入假体的合格证贴在各个记录单相应的位置，术毕持手术护理器械清点单与器械护士逐项进行清点。

10. 严格控制手术间的参观人员，减少术中感染的发生　骨科内植物的感染一直被认为是灾难性的并发症，一旦发生会给患者造成极大的伤害，更甚会导致手术失败。因此，术后感染的预防要引起极大的重视。要尽量减少除了工作人员以外的人员流动、开关手术间门，以免影响手术间层流及对手术间和手术台造成看不见的污染。严格控制参观人数，一个手术间不得超过 2 人，禁止随意走动，且距手术人员应大于 30cm，有条件的可以使用术中视频传播系统进行手术转播，如此可让更多的同仁参观学习并且控制术中感染的发生。

11. 术中安全巡查　随时查看高频电刀、负压吸引器是否处于工作状态，负极板是否脱落，保证输液管道通畅，以便药物能迅速进入体内。随时观察生命体征的变化，发现异常应及时通知医生。

12. 留送标本　认真核对标本信息，遵医嘱将所切标本送检，标本用10%甲醛溶液固定好并在病理标本登记本上做好登记。

（二）器械护士

1. 清点器械物品　器械护士提前 15～20 分钟洗手上台，打开各手术包与巡回护士共同清点器械、敷料并确保其消毒灭菌合格，安装电锯、电钻电池并检查性能，将器械按使用先后顺序摆放，每个型号有序排放，术毕也应与巡回护士共同清点。

2. 消毒铺巾，手术配合　协助医师严格做好消毒、铺巾单，连接好电刀和吸引器。协助医生使手术顺利进行，密切配合，按照手术进展情况及时将所需器械传递给手术医生，共同完成手术步骤，检查内植物的适合度，冲洗关节腔。根据术中情况决定是否放置引流管，清点器械、敷料等用物，协助医生缝合切口并包扎。

3. 严格执行无菌操作　术中协助不断使用生理盐水冲洗伤口，器械以无菌纱布覆盖；及时擦干器械血迹，患肢复位时不可移动手术铺巾。在配合外科医生手术的同时关注外科医生的无菌面及操作，防止手术台出现未注意的污染。

4. 协助有效止血　及时清理电刀头上的焦痂，保证有效的电切电凝，及时用湿纱布擦拭器械上的血迹，保持器械清洁，减少感染的发生。

5. 协助术中镇痛　局部使用镇痛药能有效缓解疼痛，此举会降低患者因术后肿痛带来的心理障碍，帮助患者按计划接受功能锻炼，实现无痛康复和早期康复。在术前，麻醉医生根据手术部位、患者病情进行局部神经阻滞镇痛。未行神经阻滞的患者，洗手护士配制药物，外科医生在缝皮前，皮下注射已配制合理的局部麻醉药。常规的皮下局部麻醉药配制方法：60ml 生理盐水+200mg 盐酸罗哌卡因注射液。

三、术后护理

（一）患者安全管理

术毕，在保证患者麻醉安全的前提下，将患者妥善安置于推床上，并用约束带妥善固定，全程看护，防止患者坠床及其他意外情况发生。推送患者时注意患者的头、手、足不能超出平车以外，拉起护栏。妥善固定输液通道、引流管等，做好管道标识。再次检查输液管道有无渗漏，输液部位有无红肿、硬结。

（二）保证患者体位安全舒适

术毕手术室护士、外科医生和麻醉医生共同将患者平翻到推床上，为患者穿上病员服以保护患者的隐私。检查患者皮肤的完整性，如发现有压红、硬结或水疱等，应立即采取措施防止该部位继续受压，促进血运及皮肤恢复，并做好记录和交接班。检查完毕盖上被子，注意保暖，必要时继续使用保温毯。

（三）患者情况交接与随访

手术结束后，患者被送至麻醉恢复室进行复苏，手术室护士应与下一站护士就患者手术方式、术中情况、术后各种管路、敷料、皮肤及剩余液体、物资进行交接。双方当面交接后在患者转运交接单上签字备忘。

同时在人力资源允许的情况下，手术室护士可在术后 1～3 天去病房了解患者的术后情况，包括患者的切口情况及镇痛效果、有无手术相关并发症及精神状态等。以便及时发现问题，持续改进手术室的护理工作质量。

术中护理是加速康复外科的重要组成部分，相关的护理措施涵盖心理、疼痛、血栓、皮肤的护理与管理等。尽管加速康复外科在国内的发展已经取得了一定的成效，但手术室护理方面尚缺乏规范化、标准化流程的指导。此外，还需加强加速康复外科相关培训，切实将其理念贯彻在手术室的各项护理措施中，不断优化各项流程，提高护理质量和效率，真正做好优质的手术室护理，尽量减少手术应激，促进患者康复。

（安晶晶　李成燕　宁　宁）

第三节　康复治疗师的角色与职能

加速康复外科通过采取以循证医学证据为基础的围手术期优化措施，有助于减少手术应激与炎症反应，促进患者快速康复，以保障患者围手术期安全。骨科康复的内容，包含了骨科康复的预防、评定、治疗等，每一层级中又涵盖了诸多细化的项目。因此单模式单因素的干预无法解决复杂的围手术期患者康复需求。骨科加速康复多学科专业团队应运而生，团队成员包含骨科医生、专科护士、麻醉医生、康复治疗师、营养师等，通过多学科协同合作，为患者提供优质的临床服务。康复科更是作为多学科中的一员，积极参与患者围手术期中的管理。从门诊接诊患者开始，到治疗目标及方案的制订与实施，康复结局的评估与方案再调整，康复治疗师都担任了重要的角色。

一、预康复

预康复的内容包括围手术期普适性的指导和术式相关的针对性指导。其内涵在于通过开展全身范围的运动，进而增强患者体质，减少患者术前等待时的焦虑，改善生活习惯，进而提高抗手术打击能力，并对有可能出现的围手术期并发症进行一级预防。在患者首次外科门诊就诊确定需接受手术治疗之后，康复治疗师即可与外科医生共同合作，进行预康复。

（一）普适性康复宣教

1. 康复教育 对患者围手术期的整体康复内容进行宣讲，让患者了解围手术期可能出现的康复问题及相关的处理方式。

2. 正确的姿势教育 指导患者居家期间的环境选择及改造，包括选择正确的枕头、学习并维持正确的坐姿、调节工作台及办公设备至合适的高度、科学使用手机等。

3. 不良生活方式纠正 鼓励患者科学合理地进行低中等强度的有氧训练，如慢跑、打太极拳等（因人而异）。至少提前 3 周戒烟，可以详细告知戒烟的优点，如降低伤口感染的发生率、增加术后融合的成功率等。嘱患者戒酒，肥胖患者控制体重。

（二）骨科针对性训练教育

1. 颈椎前路手术的康复训练

（1）指导患者进行气管推移训练：指导患者保持颈部轻度后伸，正确寻找气管推移的着力点。首先使气管左右轻微活动放松至少 1 分钟，向左推移气管直至超过颈前中线至少 1cm，牵伸后自然放松。每组 15 次，间隔 3～4 小时，每天建议做 5 组。

（2）康复辅具的选择及使用：根据手术需要，结合外科医生意见，正确指导患者选择和使用康复辅具。患者术前即可学习正确的支具佩戴方法，目的是让患者在无伤口疼痛及转移恐惧的前提下学会支具佩戴，以避免术后因恐动而拒绝佩戴支具。指导患者在佩戴支具的情况下进行转移适应训练，以及完成简单的日常生活活动，以促进术后尽早回归社会生活。

2. 腰椎手术的康复训练

（1）术前指导患者正确翻身：卧位时采用轴线翻身。指导患者在佩戴支具的状态下完成卧位至坐位，坐位适应，坐位至站立，床椅转移，进食，如厕等生活活动的适应训练。

（2）术前宣教：着重提示患者注意限制腰椎的活动，尤其是术后早期，为融合区域提供一个稳定的环境。注意在使用支具和进行转移时对切口的保护。提醒患者围手术期留意自己的二便功能，术后推荐患者记录尿量，以监测手术对马尾神经功能造成的影响。

二、术后急性期住院康复

在患者术后阶段，康复治疗师的主要作用是通过术后对患者进行积极的功能训练，充分调动和利用康复资源，让患者机体功能最大化，以确保患者顺利过渡到出院恢复阶段。康复治疗师主要的工作内容：协助团队成员评估患者康复需求；为患者提供全面科学的康复治疗；为看护人员提供全面健康知识培训；沟通协调，及时实现患者转移至康复医学中心进行后续治疗的需求。

由于骨科手术的术式多样，手术复杂，患者的基本情况差别大，术后急性期的康复问题也存在很大差异。因此围手术期的康复治疗需要结合外科医生的建议，在加速康复团队对患者进行评估之后，选择合适的康复介入方式。康复治疗师需要与团队中其他成员交流并形成共识，即逐渐从"某种手术=某种康复方式"的思维定式过渡到"根据患者的功能障碍评估结果和康复需求指导选择康复介入方式"这种符合"评估—治疗—再评估"康复思维的诊疗方式。下文具体针对骨科患者常见的康复问题，列出相对应可供选择的治疗技术，由加速康复团队中的成员对患者进行评估后，选择最适宜的条目，形成科学合理且针对性强的方案对患者进行精准康复介入。

（一）物理因子治疗

1. 冷疗　针对不同部位、深浅、目的等选择不同的方式。常用冰袋冰敷。一般每次治疗时间为 5～15 分钟。其主要作用包括：①消炎，冷疗使血管收缩，细胞通透性改变，局部渗出及出血减少，局部炎性水肿减轻；②镇痛，冷疗使神经兴奋性下降、传导速度减慢，故能缓解疼痛；③解痉挛，为肌肉兴奋性及收缩力降低的结果。

2. 磁疗　主要通过压电效应刺激骨骼生长和重塑，促进骨折愈合。

3. 电疗　是利用不同类型电流和电磁场治疗疾病的方法。根据电流频率可将其大致分为低频脉冲电疗法、中频脉冲电疗法和高频脉冲电疗法。低频脉冲电疗法，如经皮神经电刺激疗法（TENS），主要用于缓解疼痛；中频脉冲电疗法，主要用于刺激骨骼肌收缩，预防术后长期制动导致的肌肉萎缩；由于患者有内植物存在，高频脉冲电疗法使用时，必须严格明确患者相关禁忌证，由相关人员科学选择治疗方案。

4. 超声波疗法　是通过机械效应、温热效应和理化效应作用于人体，达到治疗效果。其主要用于促进组织愈合，缓解粘连，减轻疼痛。超声波治疗时，也需要考虑患者内植物的影响，合理选择治疗区域。

5. 光疗　根据光的波长可将其分为红外线疗法、可见光疗法、紫外线疗法和激光疗法等，依据患者的评估结果和需求，选择合适的光疗进行治疗。

（二）运动训练技术

运动训练技术是为患者制订科学的可实现、可进阶的运动处方以达到康复目的的技术。运动训练可用来改善关节活动度，进行肌肉力量训练/稳定性训练，改善协调，促进循环等。

1. 关节活动度训练　术后早期的关节活动度训练可有效避免关节挛缩、粘连，预防关节功能障碍。主要针对由损伤或制动等各种原因导致的关节活动度受限的患者，如骨折患者。重点解决引起关节活动范围下降的关节外因素，使关节能在当前的安全范围内进行活动训练。运动过程应无痛，避免运动造成新的损伤，或导致疼痛、肿胀等症状加重。

对于可主动完成关节活动的患者，鼓励其主动完成，重点加强未被手术累及的关节活动，如脊柱手术患者，应鼓励患者主动活动下肢，维持下肢肌肉力量及正常的关节活动度，为后期实现步行功能做好储备。

对于不可主动完成关节活动的患者，康复治疗师可指导患者家属或照顾者进行协助完成。此类患者需要参考近期的静脉彩超结果，注意血栓脱落的风险。活动时需轻柔、适度、反复地进行，尽量达到全关节活动范围。被动活动下肢髋关节、膝关节时，要避免对肌腹的挤压，避免对感觉关键点（如足底中心）的刺激。必要时指导患者选择合适的康复辅具，如应用踝足支具防止足下垂。

2. 肌力训练　根据肌肉收缩的方式不同，肌力训练可分为向心收缩、离心收缩和等长收缩肌力训练。应用时需遵循超量恢复原则，根据不同目的选择不同的肌肉收缩方式。

肌力训练具体分为"被动-助动-主动-抗阻模式"。被动训练适用于失神经支配的患者，康复治疗师或家属使患者被动活动时，要求患者全程集中注意力，意识跟随被动活动的肢体同时完成动作。助动模式适用于肌力较弱（小于 3 级）的患者，康复治疗师或家属对无法在抗重状态下进行全范围活动的患者进行协助完成。辅助的力量逐渐减小，鼓励患者更多地自我参与。

3. 循环促进训练　由于术后长期卧床、手术创伤、药物等多种因素的作用，患者具有较高的深静脉血栓风险，早期的踝泵、上下肢的大肌群等长收缩等循环促进训练，可有效预防深静脉血栓形成。

4. 早期转移　是指术后早期的床上活动和离床活动，以预防多种术后并发症，减少患者住院时间。注意需要根据患者的康复评估情况为患者制订安全的转移方案。例如，脊柱手术患者通过"滚木"法进行床上翻身；通过钟摆样起床法实现从卧到坐；通过重心前移实现从坐到站。需要指导患者及其照顾者进行多次训练，以确保转移过程的安全。

（三）呼吸训练技术

患者术后由于长时间卧床可能出现肺部并发症（postoperative pulmonary complication, PPC），正确的呼吸训练能有效清除支气管分泌物并改善肺功能，而不加重低氧血症和气流阻塞。

1. 主动循环呼吸技术（active cycle of breathing technique, ACBT）　可以有效地清除支气管分泌物并改善肺功能。它是一种灵活的训练方法，可以单独应用，也可联合应用。一个周期包含了呼吸控制、胸廓扩张训练和用力呼气技术。

2. 呼吸控制训练　是通过最小的用力达到最大程度的有效呼吸，在呼吸控制训练过程中，需要根据患者的情况确定训练侧重点，要么是强调自主吸气（吸气训练），要么强调呼气（呵气训练）。

3. 胸部扩张训练　是指着重于吸气的深呼吸运动。吸气在完整的呼吸循环中是主动运动。训练时指导患者主动吸气，在吸气末端通常鼓励患者闭气 3 秒，然后被动完成呼气。胸部扩张训练有助于肺复张并协助清理过量的气道分泌物。

4. 用力呼气技术　由 1～2 次用力呼气组成，随后进行呼吸控制，一段时间后再重新开始进行。此技术可以有效协助清除气道分泌物。

（四）吞咽功能指导

对于术后患者，应进行吞咽功能评估，可选择洼田饮水试验进行评估，结合外科患者的特殊性，如伤口疼痛、麻醉影响、气管不适症状等特点，评估时建议配合监测血氧饱和度，判断是否有误吸、误咽。对于筛查出有明确吞咽功能障碍的患者，进行综合性治疗干预。

对于术后在院期间的患者，准确评估和针对性治疗是关键。基于康复评估的治疗方案，可以使患者高效、准确地获取围手术期康复方案，有利于围手术期患者功能的恢复，为出院后的康复指导提供基础。

三、家庭/社区康复

为保证患者康复的连续性，在患者出院后应该及时进行社区、家庭康复。物理治疗师应为患者提供恢复期物理治疗方案，定期随访患者功能恢复水平，在必要情况下做好社区康复转介工作。

1. 居家康复的整体原则　康复治疗师应告知患者继续以上训练，患者家属或患者本人观察训练进展，确定是否可以进阶。如有"红灯症状"，需要及时门诊或网络问诊指导复查。出院指导基于《国际功能、残疾和健康分类》，除躯体功能以外，需要更多考虑患者居家活动及社会参与的能力指导。

2. 日常生活能力训练　患者能够完成坐立之后，可以进行站立及日常生活能力训练，鼓励患者可在坐立或站立状态下自己漱口、自我修饰等。指导家居环境改造，提升患者独立完成日常生活的能力。

3. 社会参与训练　建议患者科学选择运动项目，鼓励患者参与社交。对患者进行职业指导，为患者回归工作提供环境选择或改造的建议。

康复治疗师在骨科患者围手术期康复治疗中的作用已得到广泛的研究。美国骨科医师学会强烈推荐在康复治疗师的指导下，通过患者自我管理、低强度有氧运动和神经肌肉锻炼，促进功能的康复。骨科康复是利用骨骼肌肉、神经系统功能康复的原理，在患者接受骨科临床诊治及功能评定的基础上，运用物理疗法、作业疗法、假肢矫形及其他辅具等康复医学手段，改善或代偿患者受损的机体功能，提高患者生活质量，尽快、更好地回归家庭和社会。

（尹子文　付勤琴　宁　宁）

第四节　麻醉医师的角色与职能

加速康复外科（enhanced recovery after surgery，ERAS）是指在围手术期实施各种已证实有效的方法减少手术患者的应激及并发症，减少生理及心理创伤和应激，降低病死率及缩短住院时间，加快患者康复。加速康复外科需要多学科包括骨科、麻醉科、营养科等通力协作实施，其中麻醉医生在术前、术中和术后均扮演了重要的角色。

一、麻醉门诊评估

随着全球逐渐步入老龄化社会，中老年骨科患者越来越多，常合并心肺等重要器官功能障碍。患者就诊于骨科门诊后，骨科医生如发现患者存在高血压、慢性阻塞性肺疾病、冠心病等影响麻醉风险的并存疾病，可将患者初步筛查后转介麻醉门诊进行评估，主要评估内容包括麻醉和手术方案及相关并发症处理预案、术前应进行的辅助检查、围手术期利于康复的相关建议，如术前 2～4 周戒烟等，同时为骨科慢性病患者提供疼痛相关诊疗方案。

二、术前麻醉访视与评估

术前麻醉访视与评估的主要目的是判断患者是否可耐受麻醉与手术，并根据患者具体情况与手术方案制订最优的麻醉方案。麻醉评估的内容主要包括病史回顾、体格检查和辅助检查等。

（一）病史回顾

病史回顾包括有无既往并存疾病、药物过敏史、手术史及麻醉史、麻醉相关不良事件，尤其是有无恶性高热史。

（二）体格检查

体格检查主要是心肺功能的检查和气道评估如（Mallampati 分级、牙齿情况、颈部活动度、甲颏距离、颈周径和相关畸形等）。

（三）辅助检查

辅助检查包括血常规、肝肾功能、凝血功能、输血前全套、心电图、胸部 X 线检查等；根据有无心、肺等部位并存疾病还可能需要进行超声心动图、冠状动脉造影、肺功能测试等检查。

美国麻醉医师协会（American Society of Anesthesiologists, ASA）针对手术患者的总体情况提出了评估患者手术风险的 ASA 分级。Ⅰ级代表正常健康不吸烟不饮酒的患者；Ⅱ级代表合并轻度系统性疾病的患者，如吸烟、肥胖、控制良好的糖尿病患者等；Ⅲ级代表合并严重系统性疾病的患者，如未控制的高血压和糖尿病、起搏器植入、术前 3 个月以上发生心肌梗死的患者等；Ⅳ级代表合并严重系统性疾病且危及生命者，如感染性休克、严重瓣膜疾病、持续透析、术前 3 个月以内发生心肌梗死的患者等；Ⅴ级代表是否进行手术均可能在 24 小时内死亡的患者，如严重创伤、胸/腹主动脉瘤破裂的患者等；Ⅵ级代表脑死亡患者。ASA 分级越高表示患者围手术期死亡率和并发症发生率越高。故除以上常规访视评估内容外，对于合并其他基础疾病的患者，还需进一步评估手术与麻醉的风险，如采用改良心脏风险指数（revised cardiac risk index, RCRI）对合并心血管疾病患者进行围手术期心血管危险分层。采用 STOP-Bang 量表对肥胖患者进行睡眠呼吸暂停综合征术前筛查，并及时对筛查出的问题进行干预纠正，以提高围手术期安全性。

三、术前禁饮禁食

根据 2017 年版术前禁饮禁食指南，患者术前 8 小时禁食含脂肪或蛋白质等固体食物，术前 6 小时禁牛奶、配方奶和淀粉类食物，术前 2 小时可给予 5ml/kg 清饮料如白开水、无渣果汁或黑咖啡等，但不能含有奶或酒精，但对于肥胖（体重指数≥25kg/m²）、糖尿病及困难气道患者等，需酌情调整禁食禁饮时间。

四、优化术中麻醉方案及监测

麻醉方式包括全身麻醉和局部麻醉，后者包括椎管内麻醉、神经阻滞及局部浸润麻醉等。加速康复下手术麻醉方式的选择，应根据患者具体情况权衡风险和收益，考虑起效快、作用时间短、消除快、对肝肾功能影响小的个体化麻醉方式。而术中麻醉的关键是在维持患者的生命体征平稳的基础上，消除患者对伤害性刺激的逃避反射，拮抗应激反应，并为手术医师提供良好的手术条件。例如，全身麻醉药物如丙泊酚具有扩张血管、抑制心肌收缩力等不良反应，在麻醉诱导时应缓慢给药以免血流动力学变化过大；阿片类药物虽然镇痛作用强，但对老年患者，呼吸抑制的不良反应也很明显，因此需尽量减少长效阿片类药物的用量；椎管内麻醉对心肺功能影响小，但会影响下肢肌力，同时需要安置尿管。静脉麻醉药物丙泊酚和吸入麻醉药物七氟醚、地氟醚均具有起效迅速、停药后体内清除快、苏醒具有可预测性的特点，是较理想的加速康复麻醉用药。短效阿片类药物瑞芬太尼消除半衰期短且无残留作用，与上述药物配合应用于术中，可提高患者苏醒质量而促进康复。

术中麻醉应常规进行无创血压、心电图、呼吸及血氧饱和度监测。对气管插管、喉罩通气的患者应监测呼气末二氧化碳，所有患者均应做好术中保温，必要时还需进行血气分析、麻醉深度监测、肌松监测等。

五、气道管理

气道管理的原则是保证患者术中的氧供，避免发生缺氧。应密切关注患者的脉搏、血氧饱和度，对于全身麻醉患者，应注意麻醉机的呼吸参数设定，随时观察呼吸回路的通畅程度，如麻醉机或监护仪报警，须立即检查，消除导致报警的原因。对于进行颈椎前路手术者，术前应教会患者进行气管推移，以减少术中对患者气管牵拉引起一过性水肿，并提高气管插管的耐受性。同时对于手术时间长并合并肺部疾病的患者，应采用保护性肺通气策略，如低潮气量（6～8ml/kg）、呼气末正压通气及肺复张手法，并尽量避免长时间高浓度吸纯氧。

六、循环与液体管理

术前液体管理目标是让患者在进入手术室时无明显脱水，血容量基本正常。为减轻患者口干、饥饿、焦虑等应激反应，以及降低麻醉诱导后发生的低血压，加速康复外科相关指南建议麻醉诱导前 2 小时饮用含碳水化合物的清饮料 5ml/kg，或约 300ml 的总量。

术中液体治疗的目标是维持体液内环境稳态，保持液体出入相对平衡，维持正常血容量，避免液体负荷或灌注不足引起器官功能障碍。术中液体管理主要包括维持基础需要量和补充术中损伤量。维持人体基础需要量包括补充不感蒸发和尿量丢失的液体量，常采用晶体液 1~3ml/（kg·h）维持，注意不需要补充既往概念中的"第三间隙"损失量。需注意的是对于低、中风险手术患者，非限制性补液可减少术后恶心呕吐的发生。但对于老年、经治疗后病情稳定的 ASA Ⅲ级患者，推荐使用目标导向的液体管理策略（goal directed fluid therapy, GDFT），即在心排血量相关指标如每搏输出量变异系数等的监测指导下输注液体，以达到个体化液体输注。

七、体温管理

术中低体温可增加切口感染风险、诱发凝血功能障碍、影响机体药物代谢、导致麻醉苏醒延迟等。故术前应评估患者是否存在低体温风险，监测并记录体温，保持患者温暖直至安全转运至手术间，以有效减少患者热量从核心部位向外周的再分布。对全身麻醉手术麻醉时间＞30 分钟的患者，术中采用压力暖风毯、输注 37℃的加温液体、加温冲洗液等进行保温并严密监测患者体温，维持患者体温≥36℃。

八、术后疼痛的管理

加速康复下疼痛的管理包括多模式镇痛、超前镇痛、个体化镇痛等。作为围手术期多学科疼痛管理团队之一的麻醉医师，除术前需对患者影响镇痛效果的情况进行评估外，在术后的疼痛管理中应注意，镇痛药物的使用首选口服用药，尽量避免肌内注射给药，应用阶梯式给药治疗，采用局部浸润麻醉、神经阻滞等多模式镇痛举措，根据疼痛治疗效果及时调整治疗计划，并对接受阿片类药物的患者监测不良事件并给予相应处理。

九、恶心呕吐的预防及治疗

术后恶心呕吐的主要危险因素包括女性、术后恶心呕吐病史、晕动症、非吸烟者、术中应用吸入性麻醉药或大剂量阿片类药物及术后阿片类药物镇痛等。对于同时具有两个或以上危险因素的患者，建议采用多模式预防措施，包括根据患者病情优先选择局部麻醉而尽量避免全身麻醉、避免使用吸入性麻醉药物、阿片类药物使用量最小化、术前 2 小时进饮清饮料以避免脱水、合理选用预防术后恶心呕吐的药物。

十、术后肠麻痹和便秘

术后肠麻痹和便秘均为肠道功能未恢复导致，使患者术后进食延迟，功能恢复延迟，住院时间延长。大型手术、应用阿片类药物、安置胃管等均可影响胃肠道功能，术中过度补液致胃肠道水肿，可致术后肠麻痹。预防措施包括降低手术创伤如选择微创手术，应用多模式镇痛策略减少围手术期阿片类药物用量，必要时应用阿片类药物拮抗剂，术中限制性补液或目标导向液体输注，不安置胃管或鼻饲管，早期下床活动及功能锻炼等。

综上所述，麻醉管理贯穿加速康复外科实施的整个过程，围手术期的麻醉管理不仅仅为手术提供良好的条件，更立足于减少手术并发症和改善患者的长期预后，确保患者在围手术期得到最佳的处理。故在基于循证医学证据的基础上，还应立足于临床实践，麻醉医师跨出手术室，与外科医师、护士、康复师、营养师一起多学科合作，共同参与患者围手术期的全面全程管理，为患者加速康复贡献力量。

（廖 刃　屈俊宏　宁 宁）

参 考 文 献

陈强谱，冀海斌，魏强，2018. 加速康复外科理念下围手术期营养管理. 中华普通外科学文献（电子版），12（5）：289-291.

顾景范，杜寿玢，郭长江，2009. 现代临床营养学. 2版. 北京：科学出版社.

何凌霄，宁宁，王雅琴，等，2014. 我国快速康复外科临床研究的文献计量学分析. 医学研究生学报，27（8）：895-896.

黎介寿，2007. 营养与加速康复外科. 肠内与肠外营养，14（2）：65-67.

石学银，俞卫锋，2015. 促进术后康复的麻醉管理专家共识. 中华麻醉学杂志，35（2）：141-148.

中国营养学会，2013. 中华人民共和国卫生行业标准-临床营养风险筛查（WS/T）. 北京：中国标准出版社.

中华医学会麻醉学分会，2014. 中国麻醉学指南与专家共识. 北京：人民卫生出版社.

中华医学会麻醉学分会"麻醉门诊建设专家指导意见"工作小组，2019. 麻醉科门诊建设专家指导意见. 中华麻醉学杂志，39（1）：7-13.

Bousquet-Dion G，Awasthi R，Loiselle SE，et al，2018. Evaluation of supervised multimodal prehabilitation programme in cancer patients undergoing colorectal resection：a randomized control trial. Acta Oncol，57（6）：849-859.

Burgess LC，Immins T，Wainwright TW，2019. What is the role of post-operative physiotherapy in general surgical enhanced recovery after surgery pathways? Eur J Physiother，21（2）：67-72.

Carson JL，Terrin ML，Noveck H，et al，2011. Liberal or restrictive transfusion in high-risk patients after hip surgery. N Engl J Med，365（26）：2453-2462.

Gillis C，Fenton TR，Sajobi TT，et al，2019. Trimodal prehabilitation for colorectal surgery attenuates post-surgical losses in lean body mass：a pooled analysis of randomized controlled trials. Clin Nutr，38（3）：1053-1060.

Gillis C，Nguyen TH，Librman AS，et al，2015. Nutrition adequacy in enhanced recovery after surgery：a single academic center experience. Nutr Clin Pract，30（3）：414-419.

Golembiewski J，Dasta J，2015. Evolving role of local anesthetics in managing postsurgical analgesia. Clin Ther，37（6）：1354-1371.

Jones ASK，Kleinstauber M，Akroyd A，et al，2019. Using animated visualization to improve postoperative mobilization：a randomized controlled trial. Health Psychol，38（8）：748-758.

Lemanu DP，Singh PP，Berridge K，et al，2013. Randomized clinical trial of enhanced recovery versus standard care after laparoscopic sleeve gastrectomy. Br J Surg，100（4）：482-489.

Liang X，Ying HN，Wang HW，et al，2018. Enhanced recovery care versus traditional care after laparoscopic liver resections：a randomized controlled trial. Surg Endosc，32（6）：2746-2757.

Lobo DN，Bostock KA，Neal KR，et al，2002. Effect of salt and water balance on recovery of gastrointes- tinal function after elective colonic resection：a randomised controlled trial. Lancet，359（9320）：1812-1818.

Miller TE，Roche AM，Mythen M，2015. Fluid management and goal-directed therapy as an adjunct to Enhanced Recovery After Surgery（ERAS）. Can J Anaesth，62（2）：158-168.

Mueller C，Compher C，2011. The American Society for Parenteral and Enteral Nutrition（A. S. P. E. N. ）Board of Directors. A. S. P. E. N Clinical Guideline s：Nutrition Screening，Assessment，and Intervention in Adults. Journal of Parenteral and Enteral Nutrition，35（1）：16-24.

Prien T，Backhaus N，Pelster F，et al，1990. Effect of intraoperative fluid administration and colloid osmotic pressure on the formation of intestinal edema during gastro- intestinal surgery. J Clin Anesth，2（5）：317-323.

Song D，Joshi GP，White PF，1998. Fast-track eligibility after ambulatory anesthesia：a comparison of desflurane，sevoflurane，and propofol. Anesth Analg，86（2）：267-273.

Spahn DR，2010. Anemia and patient blood management in hip and knee surgery：a systematic review of the literature. Anesthesiology，113（2）：482-495.

Sudhakaran S，Surani SR，2015. Guidelines for Perioperative Management of the Diabetic Patient. Surg Res Pract，2015：284063.

Vadivelu N，Mitra S，Schermer E，et al，2014. Preventive analgesia for postoperative pain control：a broader concept. Local Reg Anesth，7：17-22.

Yu SH，Beirne OR，2010. Laryngeal mask airways have a lower risk of airway complications compared with endotracheal intubation：a systematic review. J Oral Maxillofac Surg，68（10）：2359-2376.

第三篇

骨科护理管理创新与拓展

第十五章 项目管理在骨科加速康复中的应用

加速康复外科作为外科学 21 世纪最新三大进展之一，一经提出，就备受关注。但受传统医学观念的束缚，将加速康复外科从理念转化为临床实践困难重重。因为患者围手术期的管理不仅局限于住院期间的健康宣教、营养管控、疼痛护理、血栓防控、功能锻炼，还包括术前的优化器官功能状态、禁食禁饮、预防性使用抗生素，术中的体温控制、手术切口微创化、引流管与导尿管的管理、短效麻醉用药、限制性输液，术后恶心呕吐的防治、早期经口进食、早期活动、预出院的管理等多个模块。尽管目前的大量研究证实实施加速康复方案能在节约医疗成本的基础上改善患者的医疗结局，但仅单一实施其中某一内容并不能改善医疗结局。加速康复的关键是多种措施的协同作用，需要多个学科的临床医护人员及麻醉师、康复师、心理医生和患者与家属的积极参与和支持。如何在目前有限的资源条件下，实现或超过设定的需求与期望，项目管理无疑是一个好的切入点。

项目管理是指将各种系统、方法和人员结合在一起，对项目从决策到实施全过程进行计划、组织、指挥、协调、控制和总体评价，以实现项目的特定目标。项目管理涉及集成管理、范围管理、时间管理、成本管理、质量管理、人力资源管理、沟通管理、风险管理和采购管理九大部分。其核心即在有限的资源约束下，通过项目组织的努力，运用系统理论和方法对项目涉及的资源进行计划、组织、指挥、协调与控制，以实现项目特定目标的管理方法体系和管理过程。通过采用项目管理，优化工作流程，保障患者安全，从而有效提高管理效率，提高骨科患者围手术期管理水平，以促进学科发展。

一、骨科加速康复项目战略规划

为深入贯彻加速康复理念，笔者所在医院开展的学科卓越发展 135 工程项目中，提出了以跨学科合作为契机，以医护合作为主导，以项目管理为手段的多学科协作围手术期管理模式。该模式让骨科医生、骨科护士、康复师、营养师、麻醉师、手术室护士等多方协作，有效打破了学科间的壁垒，让多学科成员间充分发挥了团队协同性与加速康复的优质性。从医院层面全面部署，积极构建各级项目管理体系，全面培养员工加速康复理念。通过循证筛选成立相关项目组，内容涵盖加速康复的十大方面，包括健康教育、营养支持、血栓防控、体液管理、疼痛管理、伤口管理、管道管理、康复训练、心理支持、睡眠管理。同时各项目组制订相应的工作计划，并采用导师负责制，设立总项目督导员岗位，建立相应巡查制度等，以保证项目的可行性与相关举措的推进。

二、加速康复项目启动

从医院层面出发，建立"医院-科室-专业"三个层面的项目管理体系。医疗副院长、护理部主任、医教部部长作为该管理体系的首层，统筹管理加速康复项目，完善组织架构与人员配置。并从全院发展的初衷出发，通过梳理加速康复相关模块，找准项目管理的切入点和突破口，从综合评估、数据统计、信息管理、质量控制、预算管理、循证转化、综合保障等方面部署与协调。在外科相关科室层面，成立以科主任与护士长为总负责的专科小组。通过上传下达，并利用晨交班、微信、微博等在科室内部动员，创建自上而下积极主动的加速康复文化氛围，并选择试点病种进行开展。在专业层面，成立以医疗组长与护理组长为首的管理层，制订具体的加速康复诊疗举措，任命督导员与联络员，以患者为中心，落实相关工作。

在项目技术保障方面，将营养科、麻醉科、康复科、疼痛科、心理卫生中心等学科纳入加速康复跨学科项目组，保障具体措施落实的全面性与科学性。通过整合人力资源，固定营养师、康复师、心理咨询师等入驻骨科进行专人专项管理。同时邀请麻醉医师、疼痛医师参与加速康复跨学科项目组的特殊病例讨论与具体方案制订，以畅通不同亚专业跨学科的沟通与协作。

三、骨科加速康复项目计划的制订

围绕围手术期重点环节，根据循证二次研究，在梳理骨科加速康复模块的基础上，筛选成立健康教育项目组、营养支持项目组、血栓防控项目组、体液管理项目组、疼痛管理项目组、伤口管理项目组、管道管理项目组、康复训练项目组、心理支持项目组、睡眠管理项目组。每个项目组制订并细化围绕"筛查-评估-干预-评价"的管理方案。同时把握关键环节的重点事件，如入院前应计划开展骨科院前咨询、成功案例病友示范、预康复相关健康教育；术前计划完成全身评估、禁食方案制订、超前镇痛、血栓防控；术中计划完成体温控制、麻醉药物合理选择应用、液体控制、微创化技术；术后计划完成液体治疗、术后镇痛、早期活动、营养支持；出院前计划完成出院准备度评估及相关出院指导；出院后计划完成延续护理与随访管理等。在明确骨科加速康复各个项目组管理方案与关键环节的重点事件进度的基础上，制订卫生经济学相关评价计划，以把握项目成本效益基准，探索适合中国国情下的骨科加速康复实践。

四、骨科加速康复项目计划的执行与控制阶段

在各个项目组制订了相应的工作计划后，进一步明确核心成员的角色与职责，采用项目督导负责制，负责项目的具体实施与推进，如贯穿整个围手术期始终的健康教育项目。通过成立骨科健康教育项目组，明确核心成员职责，如项目组长制订骨科加速康复整体健

康教育计划；责任护士负责加速康复患者全程宣教；主管医生在床旁查房时进行相关知识掌握度的考核，并对重点健康知识进行再次强调；专业护士充当督导员的角色，通过定期督查宣教情况，做好患者反馈记录与问题汇总、项目阶段汇报、项目短期反馈等，及时整改与质量控制，以促使健康教育项目有序开展。同时项目组通过制订宣教手册、电子化健康教育知识如影视宣教资料、健康知识小推文等，对患者实施多模式健康教育，包括口头宣教、书面指导、信息化教育等，以进一步提高患者相关知识掌握度，提高依从性，促进康复。

四川大学华西医院骨科通过前期加速康复实践，构建了健康教育流程化、教育语言多元化、教育内容信息化、教育方式标准化的"四化"健康教育模式。保障患者在围手术期得到全面全程的健康教育，特别是让少数民族患者也能接受到母语版的健康知识。同时信息化教育内容，让患者可以自由选择诸如微信公众平台、APP 在线健康咨询、传统宣教手册、影视宣教等适合个人情况的教育方式。定人、定时间、定内容、定地点的"四定"标准化加速康复健康教育，保障了项目执行的可行性与规范性，有效避免了医护人员健康教育水平的参差不齐，保障患者接受专业化、标准化的健康教育。

五、骨科加速康复项目的学习与总结阶段

每季度进行阶段性总结，对项目的执行结果进行统计、分析、评价和反馈跟进，定期召开工作会议协调解决问题，各部门不断沟通协作达成共识，针对问题及时洞悉纠偏，不断优化质量改进过程。同时整理项目开展过程中的所有资料，形成各个子项目的数据库，并对内容和数据进行评估分析，验收项目实施成果，针对不良事件的改善措施进行效果评价，总结经验，巩固措施，反思检讨及改进不足。

六、骨科加速康复项目实施后成效

以项目管理为基础，医护合作主导的多学科协同创新围手术期管理模式在临床实施后，取得了较好的成效，包括建立了院级加速康复临床资料数据库，制订了系列加速康复围手术期健康教育、营养支持、血栓防控、心理支持、康复训练系列指南与路径，并形成了相应的临床评价指标；同时成功申报该领域不同等级科研课题，多次组织召开骨科加速康复专题研讨会，对推动加速康复本土化的实践起到了积极的作用。同时，加速康复项目管理的实施，使得临床医生与护士的合作更为密切，跨学科的医护团队共同制订项目计划，相关职能科室协调配合，有限的医疗资源得以重新整合配置，大大改善了传统管理模式的不足，使各项工作的开展更井然有序。

（刘　莉　屈俊宏　宁　宁）

参 考 文 献

陈凛，陈亚进，董海龙，等，2018. 加速康复外科中国专家共识及路径管理指南（2018 版）. 中国实用外科杂志，38（1）：1-20.

黄惠根，耿庆山，陈凌，等，2019. 实施项目管理减少临床护理不良事件的实践. 中国护理管理，19（3）：414-418.

刘成媛，乔琼，罗梦丹，等，2019. 加速康复外科的应用研究进展. 护理研究，33（2）：261-264.

蒲兴翠，宁宁，张馨予，等，2018. 项目管理理论在脊柱骨科护理人才培养中的应用. 中华现代护理杂志，24（6）：722-725.

颜巧元，曾娜，2013. 试论护理科研项目管理中引入准时知识管理的必要性. 护理研究，27（20）：2049-2050.

Miller TE，Thacker JK，White WD，et al，2014. Reduced length of hospital stay in colorectal surgery after implementation of an enhanced recovery protocol. Anesth Analg，118（5）：1052-1061.

Weimann A，Braga M，Carli F，et al，2017. ESPEN guideline：Clinical nutrition in surgery. Clin Nutr，，36（3）：623-650.

第十六章 加速康复下骨科高级护理人才培养探索

一、加速康复下骨科高级护理人才培养的意义

随着我国医疗体制的不断完善，人民医疗服务的需求不断持续增强，如何培养好医院人才，提供优质的医疗护理服务，是一个医院发展的根本。伴随医疗模式向社会-心理-生物医学模式的转变，护理服务内涵的不断深化，从最初的"疾病护理"拓展为"预防疾病、维护生命、减轻痛苦、增进健康"，专业化已成为护理发展的趋势。而专业化护理人才队伍的建设是加速护理专业化发展进程的重要途径。《国家中长期人才发展规划纲要（2010—2020年）》明确提出要大力发展人才队伍建设，要着力培育创新人才，不断改革护理人才培养的新模式，不断改进护理教育教学方式方法，提高护理人才的创造性思维和创新能力。

美国骨和关节组织指出，骨科疾病的负担将会越来越重，50%的成年人合并慢性骨骼疾病，30%的美国人因为骨骼疾病需要医疗照护。我国是人口大国，随着老龄化进程的加快，骨科相关的医疗需求将进一步增加，而加速康复外科通过优化围手术期管理流程，缩短了患者住院时间，加快了骨科住院患者周转，在一定程度上缓解了当前有限医疗资源下医疗服务的供需矛盾。但骨科专科病种复杂，手术类别多，急诊创伤多，重症患者多，康复训练难度大，病程长，加速康复的应用对骨科护士的综合素质与护理质量提出了更高的要求。因此，亟须培养骨科高级护理人才，提升骨科专科护理水平，进而为骨科患者提供高质量的围手术期护理管理，以改善骨科患者结局、提高生活质量、促进患者康复。

骨科高级护理人才培养的目的在于补充和强化普通护士的专业知识和技能，提高其临床护理服务能力和护理质量、增强执业能力等。相比一般护士而言，骨科高级护理人才的专业性更强、在骨科领域内的护理水平更高。骨科高级护理人才对护士的角色与功能的拓展、护理专业地位的提升、患者并发症的减少、康复的促进、生活质量的提高及增进医护团队合作、满足公众健康需求等方面发挥重要作用。

二、加速康复下国内外高级护理人才培养发展现状

（一）国外高级护理人才培养发展现状

作为经济发达的国家，美国最早提出并实施专科护士培养。19世纪中期，美国首先建立了自己的护士协会美国护士协会（American nurse association, ANA），并开始进行不同领域内的专科护士培养。从1954年开始，美国专科护士的培养逐渐定位于硕士以上水平的教

育，涵盖了急救、重症、糖尿病、造口、肿瘤护理等多个专业，培养了许多高水平的专科护士，并制定了一系列的专科护士准入制度，还成立了规范化、统一化的认证组织，以保障专科护士培养的质量，提升了临床专科护理的服务能力。专科护士包括初级专科护士和高级实践护士（advanced practice nurse, APN）两种类型，分别以继续教育和学历教育形式培养，均为护理专业化的产物。APN 是指经过规范化、程序化的学习取得硕士或者以上学位水平，并在专科护理实践过程中获得了丰富的临床实践知识和技能，在此基础上通过资格认证的注册护士，包括执业护士（nurse practitioners, NP）、临床护理专家（clinical nurse specialist, CNS）、助产士（certified nurse midwives, CNM）、麻醉护士（certified nurse anesthetist, CNA）等。CNS 是美国 APN 中发展最快且具有代表性的。美国护士协会对 CNS 的定义：具有硕士或博士学位，能够综合运用广泛的理论和循证医学知识，需经过专科护士资格认证并获得相应专科执业证书的 APN。

目前，美国已经在包括骨科在内的 200 多个专科护理领域培养了多达 10 万余名的专科护士。这些高素质的专科护理人才，除了能够促进患者康复、降低并发症的发生，还能为患者节省住院费用、缩短住院时间等，而且在医疗机构、社区保健、家庭护理及护理科研等方面同样发挥着非常重要的作用。除美国外，近年来英国、加拿大、澳大利亚的专科护理也在迅速发展，也形成了与各自国情相契合的较为成熟的高级护理人才培养体系。总而言之，专科护理的发展与高级护理人才的梯队建设已经成为国际护理界的主流趋势。

（二）国内高级护理人才培养发展现状

随着护理专业专科化的发展，我国对于专科护士培训越来越重视，但我国专科护士发展较晚，2001 年引入了专科护理及专科护士的理念。2007 年，卫生部颁布了《专科护理领域护士培训大纲》，将急救、器官移植、手术室、肿瘤、重症监护 5 个临床护理技术性较强的科目归为"核心专科"，规范了专科护士培训的准入、培训目标和内容等诸多方面，并鼓励全国各大医院进行专科护士的培训。国家卫生健康委员会在《全国护理事业发展规划纲要（2016—2020 年）》中明确指出，"十三五"时期，我国护理事业主要任务之一为建立专科护士管理制度，明确专科护士准入条件、培训要求、工作职责及服务范畴等，加大专科护士培训力度，不断提高专科护理水平。

近几年我国专科护士的数量日趋增多，目前国内专科培养方向较多的领域有伤口造口、糖尿病、急诊急救、危重症、经外周静脉穿刺中心静脉置管（PICC）等，培养机构上至中华护理学会，下达各地市护理学会。但与发达国家相比，我国专科护理在总数量和专业开展上仍有不小差距。当前我国存在医护结构不合理、教育资源失衡的问题，突出表现在"护士年轻化""职业生涯短"等方面。相比临床医学，护理专业化和专科化发展明显滞后，直接影响专科护理服务水平与质量。我国在专科护士的选拔、培养及资格认证方面尚未形成统一的标准，专科护士的学历水平参差不齐，主要以专科为主，本科学历的专科护士所占比例较小，学历层次较美国等西方国家低。虽然近年来护理本科和研究生学历的护士也在不断增多，但是我国护士的整体学历水平与国外发达国家相比还是有很大的差距。

三、加速康复下国内外骨科高级护理人才培养现状

（一）国外骨科高级护理人才培养现状

美国骨科护士学会（National Association of Orthopaedic Nurses, NAON）于 1980 年成立，是美国骨科专科护士的培训机构，目的在于培养高素质的骨科护理人才，促进骨科护理学科发展，使骨科护士给患者提供更优质的护理。NAON 为骨科护士提供有关骨科护理的理论知识和临床技能等方面学习资料及在线教育，包括骨科护理基础课程、骨科护理核心能力培训、骨科护理实践的标准和范围、临床实践指南、患者教育内容、高级实践指南等。

在美国，注册成为骨科护士（orthopaedic nurse, ON）必须通过美国专科护理认证监督委员会（Accreditation Board for Specialty Nursing Certification, ABSNC）下的骨科护士认证委员会（Orthopedic Nurses Certification Board, ONCB）的认证考试。ONCB 于 1986 年成立，隶属于美国专科护理认证监督委员会，是唯一被美国政府许可的专门对专科护士认证机构进行相关认证的组织。美国骨科专科护士包含骨科护士、骨科护理师（orthopaedic nurse practitioner, ONP）、骨科护理专家，必须通过相关认证考试才有资格上岗。骨科护士从事骨科护理实践活动；ONP 除从事骨科护理实践活动以外，还可履行部分医生的职责，如患者病史资料的采集等；而护理专家的职责是提供高质量的护理服务，规范和推动骨科专科护理发展。骨科护士认证（orthopaedic nurse certified, ONC）主要是通过疾病护理知识、护理技能两方面来评价，骨科护理师认证（orthopaedic nurse practitioner-certified, ONP-C）要求硕士以上学历，需通过疾病护理知识、临床医生/从业者、教育者、管理者、咨询者、研究者这些方面来评价。

（二）国内骨科高级护理人才培养现状

国内的骨科专科护士培训尚处于起步探索阶段，关于骨科护士的培训研究较少，最初的骨科专科护士培训起源于 2007～2010 年广东省派护士赴香港学习。国内至今没有标准的骨科专科护士权威认证机构。随着护理事业的进步与发展、卫生行政部门对专科护理的重视，近年来在国家卫生健康委员会对专科护士培训工作的大力推进下，广东、安徽、江西等地区已经建立了省级、军队级骨科高级护理人才培训基地。这些骨科高级护理人才培训基地主要负责专科培训、考核和认证工作，但目前尚无统一的培训大纲和标准，无统一的培训教材、教学内容及方式、考核标准，其由各培训基地自行拟定、自行认证。

目前骨科专科护士培养模式主要分为两种，一是以医院为依托机构或者院院联合进行专科护士的培养；二是以学校为依托机构或者院校联合进行培养。第一种培训模式缺乏专注于科研教育的学校支持，在一定程度上弱化了对骨科专科护士科研能力的培养。第二种培训模式使专科护士在掌握系统的骨科理论知识的同时，加强对科研意识的养成，使得专科护士能够在复杂多变的临床问题中运用相关的、合适的理论知识，进行具体问题具体分析。

我国当前还未制订骨科专科护士准入标准，各地参加骨科专科护士培训的护理工作者在工作年限、职称、学历、骨科工作经验方面存在一定的差异。各级骨科专科护士培训基

地需具备在该地区领先的医疗护理技术水平、较高学术水平的护理学科带头人、实力雄厚的师资队伍、较强的教学科研能力等准入条件，并由各级卫生健康委员会进行专家评审后认定审批。但我国现阶段还没有建立明确的专科护士培训师的考核认证体系，也没有建立统一的培训周期。

四、加速康复下四川大学华西医院骨科高级护理人才培养与探索

（一）基地建设

加速康复外科倡导以患者为中心的围手术期全程优化管理，以循证医学为基础，对围手术期的一系列措施进行优化整合，降低手术应激反应，减少并发症，加速患者康复。随着科技的进步和医疗领域技术的革新，国内外骨科快速发展，各种新技术、新材料和新器械层出不穷，行业的发展迫切需要大量高技术、高素质的专业人才。外科医务人员常常首先关心手术本身，聚焦于手术方法的新进展，对患者围手术期管理缺乏关注，术后患者常出现各种并发症，出现并存疾病复发或加重，进而影响患者的康复进程。为了提高各医院骨科围手术期的护理管理质量，促进患者加速康复，响应国家加速康复政策，保障患者住院安全，骨科高级护理人才培养迫在眉睫。

四川大学华西医院骨科护理团队通过前期加速康复护理实践，在患者围手术期的疼痛、营养、血栓、皮肤、伤口、睡眠与心理、康复指导等方面的管理取得了良好的成果。同时四川大学华西医院护理学科为双一流学科，本着创新、引领的宗旨，经上级主管部门审批同意，由四川大学华西医院骨科牵头成立全国首个骨科围手术期护理管理师培训基地。面向全国招生，旨在培养骨科高级护理人才。

（二）骨科围手术期护理管理师基地建设的主要内容

2016 年《全国护理事业发展规划（2016—2020 年）》针对护士队伍能力建设提出：以需求为导向，探索建立护理人才培养与行业需求紧密衔接的供需平衡机制；以岗位胜任力为核心，全面提高护理人才培养质量。骨科围手术期护理管理师培训基地围绕骨科患者围手术期管理要点制订培训内容，包括骨科围手术期患者的疼痛、血栓、营养、皮肤、伤口、睡眠与心理管理及康复指导等方面的管理。

为保证培训质量，由四川省康复医学会骨科专委会护理学组制定培训相关规章制度，包括培训管理制度、培训教学制度、培训考核制度。从课程设置、教学基本条件到质量监督与保证方面修订专业标准；依据骨科围手术期的工作任务、工作过程和护理管理师岗位能力要求修订课程标准；立足护士临床能力，研制体现骨科围手术期护理专业特色的学业评价及综合能力评定标准。完善学员的过程性评价，突出学员主体、自我管理、全程管理和反馈矫正，实现从单一课程的教考分离到综合课程的达标，再到临床案例的实境考核。

（三）骨科围手术期护理管理师培训方案

1. 师资队伍建设 培养能够胜任骨科围手术期护理管理岗位的高级护理人才，教师队

伍建设是基础，基地采取多学科医护一体合作教学模式，骨科围手术期管理相关专业均有涉及，除骨科外，还包括麻醉、心理、睡眠、营养、疼痛、血栓及康复等专业；课堂教学师资均是该专业的领军人物，高级职称师资占到95%以上。同时医院拥有稳定的临床见习基地及先进的技能培训中心。

2. 丰富教学内容　围绕骨科围手术期护理管理师岗位要求，制订教学内容和教学计划。理论知识包括骨科患者围手术期疼痛、血栓、营养、皮肤、伤口、睡眠与心理管理及康复指导护理管理方法；临床技能包括沟通交流能力、逻辑思维能力、教学能力及科研能力。基于骨科围手术期管理内容，以临床资源为基础，以案例课程为载体，以实践教学为核心，通过资源、课程、实践提升人才培养质量。

3. 多种教学方法　采用小班化教学方式，改革教学方法和手段，注重学员综合能力的培养。综合运用理论讲授、案例分析、工作坊等多种教学方法和手段，以学员为主体，激发和调动学员的学习兴趣，培养学员的综合能力。通过引入临床案例，优化课程内容，根据围手术期管理要点，以临床案例为导入，从实施实用性出发，培养临床思维能力和提升职业素质；工作坊形式的教学训练学员在真实的临床情境中发现和判断问题、综合运用理论知识分析和解决问题的能力；通过多种教学方法有效缩短理论与临床实践的距离。大力推广信息化教学手段的应用，在互联网+、大数据时代，创设互联网环境，开发网上学习平台，提高教师和学员应用现代化信息技术的能力。

（四）基于骨科高级护理人才培养下的护理新岗位探索

1. 医师助理岗　随着加速康复理念的深入人心，如何优化卫生资源，降低平均住院日，保障患者医疗安全，提高医疗护理质量的同时提高患者就医体验度成了现今需要关注的问题。医护一体的工作模式可以增加医、护、患的沟通协作，有效减少患者围手术期并发症，缩短住院时间，提高护士工作满意度。基于此，骨科率先提出"医师助理"岗位探索。由参加骨科护理管理师资格培训，通过考核并取得相应资质的高级护理人才担任此岗位。医师助理岗护士对本组患者围手术期进行全程管理。具体工作内容：配合相关专业组完成本组患者加速康复方案的制订与落实；参与相关医疗组晨间及晚间医疗、护理查房；负责督导相关专业组患者康复锻炼并进行指导；协助相关专业组医生对患者围手术期的伤口、疼痛、营养、血栓、药物等进行管理；协助相关专业医疗组做好患者沟通协调工作；保持医护患间信息畅通，更好掌握患者的病情；协助出院患者进行健康档案建立管理，为患者提供延续健康管理护理服务。

医生助理岗可进一步加强医护患间沟通协作，提升团队凝聚力与协作力。为患者提供无缝式管理服务，保障患者安全，促进患者加速康复的同时提高患者住院体验度；为患者提供围手术期全程同质化的医疗、护理服务，提升医疗、护理品质。医护一体工作小组模式的开展，提升团队影响力，促进学科发展；拓展了护士的职业生涯，护士得到专业化发展。

2. 随访教练岗　随着医疗水平的提升，患者对医疗服务也有了更高的要求，患者住院期间所接受的医疗服务已经难以满足需求。骨科患者因为创伤大、康复难度高、病程长，即使加速康复进一步缩短了患者住院时间，住院期间也难以完成疾病的全部治疗和康复。

　　为了提高骨科患者出院后的生活质量和自我照护能力，减少再入院率，节约卫生资源，四川大学华西医院骨科在全院率先开展患者出院后延续性健康管理服务，为出院后患者提供延伸性护理服务，真正意义上实现患者的加速康复。随访团队是出院患者随访护理的核心，随访人员的理论知识、独立解决问题的能力、预见能力和综合能力将影响随访护理服务的质量。由此，四川大学华西医院骨科对"随访教练"岗位进行探索。

　　随访教练由参加骨科护理管理师资格培训，通过考核并取得相应资质的高级护理人才担任。随访教练对出院患者进行全程管理，并制订个体化的随访计划。根据患者随访计划开展门诊随访及电话随访。全面评估患者功能状态，包括疼痛、伤口、心理、睡眠、营养、血栓风险、肢体功能等；针对患者的检查结果和目前的身体状况，为患者制订进一步的随访计划，对居家的饮食、功能锻炼等内容进行指导。对有异常情况或者依从性差的患者，及时干预，保障患者院外安全，真正意义上实现患者加速康复。

　　随着加速康复外科的推进与发展，护理也更专业化、专科化。加速康复外科下护士对围手术期患者进行全程管理，工作模式的核心本质是医生及相关医务工作者共同合作，确保患者在治疗全程获得及时、高效的照护，为患者提供更优质的护理服务。而骨科高级护理人才培养，不仅在一定程度上缓解了当前有限医疗资源下医疗服务的供需矛盾，拓展了护士职业生涯，更为护理学学科更科学化、专业化的发展奠定了基础。

（刘　莉　黄　靖　宁　宁）

参 考 文 献

廖晨霞，李伦兰，刘静，等，2019. 骨科专科护士培训与管理的研究进展. 护士进修杂志，34（11）：979-981.

刘小平，李密，2014. 高职院校人文素质教育体系构建与实践研究. 科教导刊，（11）：7-8.

罗春梅，宋彩萍，张玉梅，等，2015. 中美骨科专科护士培训现状与进展. 局解手术学杂志，24（5）：565-568.

张迪，闻彩芬，濮丽萍，等，2017. 高职护理高仿真实训项目量化评价体系的建立与应用. 护理研究，31（3）：363-365.

周萍，张春梅，林婕，等，2017. 项目引领任务驱动行动导向的新型教学模式在卓越护士培养中的应用. 护士进修杂志，32（18）：1708-1711.

Baldwin KM，Clark AP，Fulton J，et al，2009. National validation of the NACNS clinical nurse specialist core competencies. J Nurs Scholarsh，41（2）：193-201.

Benham AJ，Geier KA，2014. Preparing nurse Practitioners to Provide Orthopedic Primary Care. J Nurse Prac，10（8）：603-606.

Gundry LK，Ofstein LF，Kickul JR，2014. Seeing around corners：how creativity skills in entrepreneurship education influence innovation in business. Int J Management Edu，12（3）：529-538.

第十七章　5G 时代下骨科加速康复面对的机遇和挑战

2018 年 8 月，工业和信息化部、国家发展和改革委员会关于印发《扩大和升级信息消费三年行动计划（2018—2020 年）》的通知（工信部联信软〔2018〕140 号），明确提出要加快第五代移动通信技术（5th generation mobile network, 5G）标准研究、技术试验，推进5G 规模组网建设及应用示范工程。2019 年 6 月 6 日，工业和信息化部向中国电信集团有限公司、中国移动通信集团有限公司、中国联合网络通信集团有限公司、中国广播电视网络集团有限公司颁发了基础电信业务经营许可证，批准四家企业经营"第五代数字蜂窝移动通信业务"，标志中国 5G 商用元年启动。伴随 5G 技术的普及，以及云计算、大数据、人工智能的广泛结合，势必利于促进医疗行业数字化转型，推动骨科加速康复举措智慧化进程。

一、5G 的特点

5G 是第五代移动通信技术（5th generation Mobile networks）的简称，是目前移动通信技术发展的最高峰，具有以下六大基本特点。

（一）高速度

相对于 4G，5G 的第一个优势是高速度。一般对于 5G 的基站峰值要求不低于 20Gb/s。随着新技术使用，这个速度还有提升的空间。

（二）泛在网

随着业务的发展，网络业务需要无所不包，广泛存在。泛在网有两个层面的含义，一是广泛覆盖，一是纵深覆盖。

（三）低功耗

如果要支持大规模物联网应用，必须要有电源要求。5G 通过降低功耗，大大改善用户体验，促进物联网产品的迅速普及。

（四）低时延

5G 的最低时延要求是 1 毫秒，甚至更低，这让无人驾驶、工业自动化的高可靠连接变为可能。

（五）万物互联

物联网的大规模连接和关键任务连接，极大程度推动了人物交互、物物交互等领域的研究，深化了物联程度。

（六）重构安全

安全是 5G 之后的智能互联网第一位的要求。通过开发多种网络安全机制，如"网络切片""多元可扩展认证"和"智能型主动防御"等，使 5G 网络的安全性能提升。

二、5G 在临床中的应用

（一）远程会诊

远程会诊采用 5G 技术时患者数据交流更多、更快，医患交流无延时，实现高质量数据传输，尤其在实时检查如彩超、胃镜等检查方面更具优势，能够将优质的医疗资源辐射到欠发达地区。2019 年 7 月，四川大学华西医院通过 5G 技术对马边彝族自治县人民医院开展的两例人工智能消化内镜操作进行了实时远程指导，完成了国内首例 5G+人工智能（AI）远程消化内镜诊断。

（二）远程手术

5G 技术具有低延时、速度快的特点，远程手术时图像清晰度高、图像稳定及机械臂在操作中主、从性好，通过手术机器人可以实施跨地区的手术，提高资源的有效利用。2019 年 7 月，在 5G 网络支持下，华中科技大学同济医学院附属协和医院的骨科团队通过实时传送的高清视频画面，佩戴 MR 眼镜（利用混合现实技术），与咸丰县人民医院完成脊柱手术，这是全国首例 5G+MR+云平台远程骨科手术。

（三）远程健康监护

5G 网络借助智能可穿戴设备，如智能手表、智能手环、智能血压计等，可对患者的血压、血糖等参数进行监测，通过监测中心分析并调整患者的治疗，使患者得到及时有效的处理，有助于老年病、慢性病的管理。

（四）远程康复锻炼

5G 可以容纳更多的通信设备并可使传感器更加精准，机械手臂或 AI 仿生假肢布局更多的微型感受器，5G 提供高速稳定的数据传输，可以使其实现更精细的动作。当 AI 和 5G 相结合，凭借两者的强大功能，医疗产品所提供的服务也将更加智能和高效。高灵敏度的机械手臂可辅助骨科术后患者肌力恢复和帕金森病患者精细化动作的康复锻炼，有效改善患者生活自理能力。

（五）远程院前急救

在院前急救中，呼吸心搏骤停、心源性心脏病抢救的黄金时间极短，一般在出现症状后 4～6 分钟。救护车配备 5G 高清晰度视频通信设备，为急危重症患者搭建起一条"5G 院前急救"通道。通过 5G 通信实时互联全球定位系统导航，为救护车选择更优的路线；此外，还可以通过 5G 技术实现救援的医护人员一接触到患者，就可将患者的生理数据、病情实时发送到远程急诊中心，医生读取数据后，通过 5G 远程视频"直面"患者判断病情，并以此为基础制订最优急救诊疗方案，配备相关抢救的医疗设备，这可在一定程度上缓解急救压力，提高急救的效率。

三、5G 时代下骨科加速康复面临的机遇和挑战

5G 技术以其速度快、低延时、容量大等特点在现代医疗护理中应用越来越广泛，在加速康复中也发挥了重要的作用。医护可以通过 5G 移动网络对患者的状况进行远程管理，利用智能穿戴监测设备、康复设备可在术前优化身体储备功能，控制相关合并疾病，进行术后的健康状况监测和康复功能锻炼，促进身体恢复。

（一）院前管理

患者院前管理是指对已接到住院通知或手术通知但还未收治入院手术治疗的患者实施的院前健康管理。加速康复下通过院前管理，提前干预患者伴随疾病的管理，进行慢性病的控制，尽早纠正不良生活习惯，为患者创造更安全的手术条件保障，为合理缩短术前平均住院日奠定基础。在 5G 时代下凭借患者可穿戴设备采集和监控数据，通过 5G 技术低延时、高速度的可靠通信进行实时传送和行为监控，可对骨科手术患者常见合并疾病，如高血压、糖尿病、营养状况等进行实时风险评估与预警管理，指导院前用药与治疗计划调整，从而将合并疾病风险控制在一个较为合理的水平。

（二）术前管理

手术方案的制订与术中手术操作配合对骨科手术患者，尤其是疑难手术患者的加速康复尤为重要。通过应用三维可视化与三维重建技术，采用三维打印 360°全方位展现局部解剖结构，在术前精准制订手术方案基础上，利用可视化模拟预演手术，以减少手术步骤，降低手术难度，缩短手术时间，减少并发症，利于患者术后加速康复。同时在 5G 技术下应用原始数据生成可视化模板，利用直观、全面、及时准确、可交互的特点，用于年轻医护人员手术与配合培训，缩短其手术学习曲线。

（三）术中管理

在 5G 技术的支持下，对手术进行高清直播可以有效解决医疗区域限制，实现上级医院远程指导下级医院手术，平衡医疗资源分配不均的问题；同时实施双向手术直播示教，打破传统医疗教学模式，将教学环境部署至手术现场，教学或会议时对手术远程指导与操控，

同步演示与无缝讲解，真实、实时、动态展现术中情况。而5G通信技术下的机器人手术，更是满足了加速康复中微创、无血等要求，对进一步提升加速康复医疗服务质量，实现医疗技术均质化意义重大。

（四）术后管理

康复训练对骨科术后患者至关重要。传统康复训练通常由医务人员对患者康复锻炼进行指导与监督，难以调动患者治疗热情。在5G网络支持下，利用智能可穿戴设备，通过传感器接收并上传数据，监测患者康复锻炼姿势与补偿运动范围，自动分析处理，当监测到患者的补偿运动超过了设定的范围，智能可穿戴设备就会在对应的位置振动电极给予提示以纠正错误功能锻炼，同时客观记录患者康复训练频率与正确率。5G技术下及时、快速、连续、全程的功能监测记录不仅为深化治疗方案提供参考，同时使患者的治疗康复效果得到进一步提升，对深化加速康复实践具有重要意义。

（五）院后管理

部分骨科患者术后仍需佩戴支具，甚至佩戴时间延续至出院后1～3个月。虽然目前支具的治疗效果已经得到广泛认可，但患者的依从性仍然是影响治疗效果的一个关键因素。患者依从性下降的原因包括支具影响身体外观和活动、影响学校生活与学习及支具的不适感、皮肤压力性损伤、心理障碍等。因此监测其依从性的需求应运而生。目前支具传感器大体分为温度传感器和压力传感器两种。通过温度传感器获取佩戴时间；通过压力传感器，不仅可以获取佩戴时间，还可以检测支具的松紧度。在5G技术下将所有数据进行记录并传输，医师人员可随时在线观察患者佩戴支具的情况，调取相关数据，及时调整支具以预防压力性损伤，同时有效提高支具治疗的有效性，改善患者预后，促进加速康复。

虽然5G时代给医疗带来了很大的机遇，同时也面临较多的挑战和困难，如5G技术刚刚开始商用，智慧医疗的需求量大，对设备和软件的要求非常高，目前市面缺少相应的设备、软件匹配，因此目前延续护理的发展受到较大的制约。网络安全相关法规不够健全，互联网安全监管难度较大，网络安全得不到保障，医护人员及患者信息数据易外露，导致个人健康信息外泄，信息系统被侵入等不良后果。并且患者自身素质制约着网络信息使用。高龄和文化程度较低的患者在网络和智能设备的操作方面存在较多的困难，需要设计更加简单、人性化和智能化的终端。总而言之，5G技术在加速康复中的应用还处于初步探索阶段，仍需要在临床实践中不断探索，不断推陈出新，才能在加速康复中真正得到推广与普及。

（刘　莉　谢静颖　宁　宁）

参 考 文 献

陈越，陈敏，2020. 5G技术在医疗卫生领域应用探讨. 中国数字医学，15（1）：14-15.

董振江，董昊，韦薇，等，2016. 5G环境下的新业务应用及发展趋势. 电信科学，（6）：58-64.

洪佳琪，臧蕾，张燕霞，等，2018. "互联网+"在护理健康宣教中的应用研究进展. 物联网技术，8（12）：118-120.

胡晋平，刘君，刘征，等，2014. 术前眼科手术患者院前管理模式的效果评价. 中国护理管理，14（12）：1285-1288.

贾斐，王雪梅，汪卫国，2019. 5G 通信技术在远程医疗中的应用. 信息通信技术与政策，（6）：92-95.

孔祥溢，王靖，方仪，2019. 5G 网络技术在医疗领域的应用前景. 医学信息学杂志，40（4）：17-20.

李佩芳，陈佳丽，邓悟，等，2019. 5G 在医疗照护中的应用进展. 华西医学，34（09）：964-967.

苏南南，何登明，2018. "互联网+"延续护理的应用及展望. 世界最新医学信息文摘，18（10）：184-185.

项立刚，2018. 5G 的基本特点与关键技术. 中国工业和信息化，（05）：34-41.

张茜，仵晓荣，刘红梅，2018. 我国加速康复外科护理的发展现状及前景. 护理研究，32（23）：3660-3663.

周昀，李为民，2019. 5G 时代医疗服务模式变革趋势探讨. 华西医学，34（12）：1331-1334.